Cornelia Fischer-Börold
Siglind Zettl

Demenz

Cornelia Fischer-Börold
Siglind Zettl

Demenz

Visite Gesundheitsbibliothek

schlütersche

Bibliografische Information Der Deutschen Bibliothek
Die Deutsche Bibliothek verzeichnet diese Publikation in der Deutschen Nationalbibliografie; detaillierte bibliografische Daten sind im Internet über http://dnb.ddb.de abrufbar.

ISBN 10: 3-89993-520-9
ISBN 13: 978-3-89993-520-2

Anschrift der Autoren:
Cornelia Fischer-Börold
Siglind Zettl
NDR-Fernsehen
Redaktion Medizin/Visite
Hugh-Greene-Weg 1
22529 Hamburg

Fotos:
MEV: 5, 6, 14–22, 25, 34–38
118, 122
Ingo Wandmacher: 11, 23, 2
Getty Images: 13, 49, 52, 68
Comstock: 32, 41, 67, 95, 11
Umschlag: Corbis, NDR (Ver

Die im Folgenden verwendeten Personen- und Berufsbezeichnungen stehen immer gleichwertig für beide Geschlechter, auch wenn sie nur in einer Form benannt sind.

Eine Markenbezeichnung kann warenzeichenrechtlich geschützt sein, ohne dass diese gesondert gekennzeichnet wurde. Die beschriebenen Eigenschaften und Wirkungsweisen der genannten pharmakologischen Präparate basieren auf den Erfahrungen der Autoren, die größte Sorgfalt darauf verwendet haben, dass alle therapeutischen Angaben dem derzeitigen Wissens- und Forschungsstand entsprechen. Darüber hinaus sind die den Produkten beigefügten Informationen in jedem Fall zu beachten.
Der Verlag und die Autoren übernehmen keine Haftung für Produkteigenschaften, Lieferhindernisse, fehlerhafte Anwendung oder bei eventuell auftretenden Unfällen und Schadensfällen. Jeder Benutzer ist zur sorgfältigen Prüfung der durchzuführenden Medikation verpflichtet. Jede Dosierung oder Applikation erfolgt auf eigene Gefahr.

Gestaltung: Schlütersche Verlagsgesellschaft mbH & Co. KG, Hannover
Satz: Die Feder GmbH, Wetzlar
Druck und Bindung: Schlütersche Druck GmbH & Co. KG, Langenhagen

Inhalt

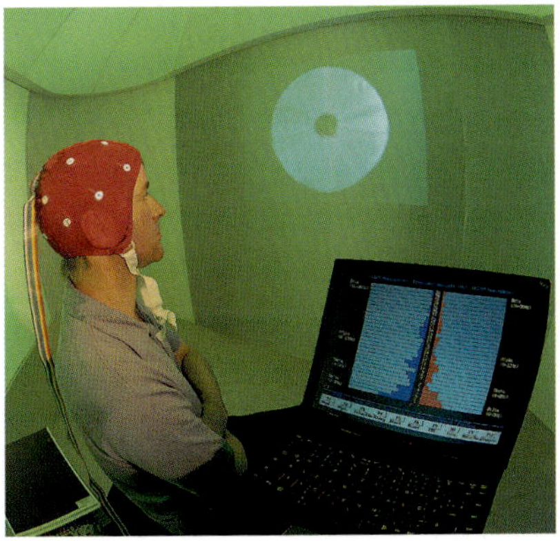

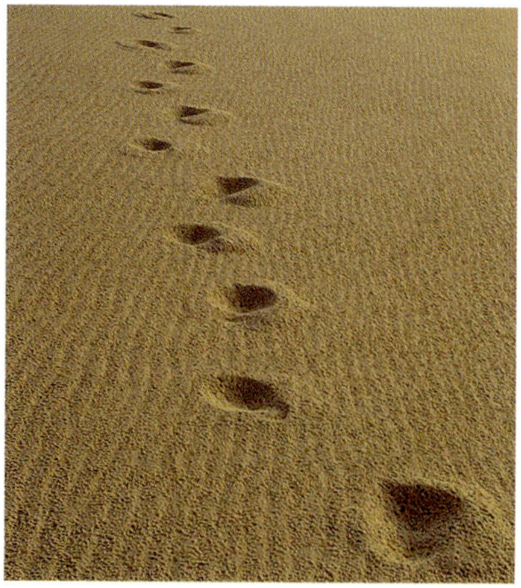

Vorwort

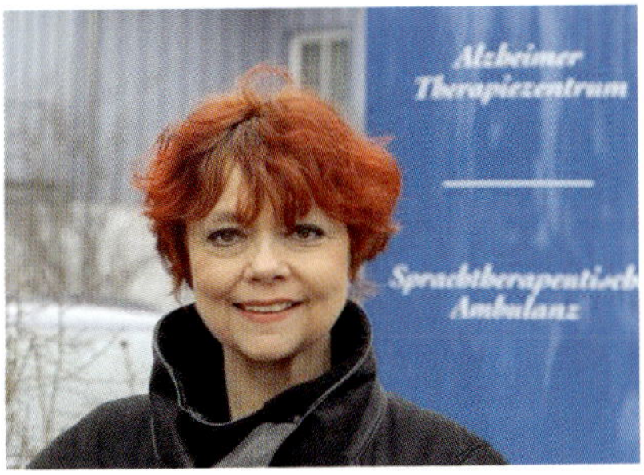

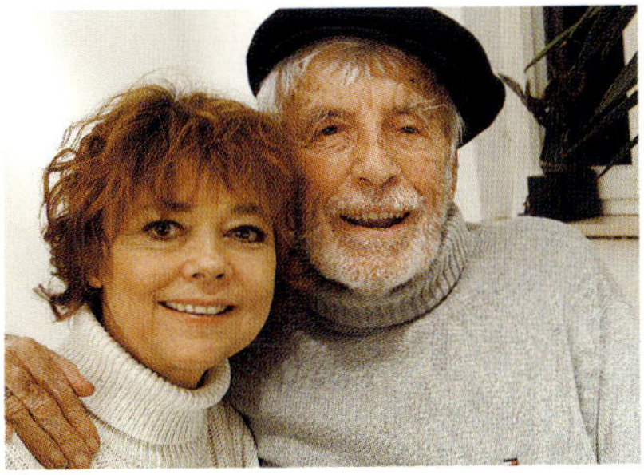

Ich kenne die zwei Seiten des Alterns. Mein Mann, Johannes Heesters ist heute 102 Jahre alt. Ich empfinde es als großes Glück, dass er so gut beieinander ist. Mein Mann hat immer mit großer Freude viel gearbeitet und sich durch Bewegung gesund gehalten. Das tut er auch heute noch und genau das ist es, was ihn körperlich und geistig fit hält.

Aber ich kenne auch aus eigener Erfahrung die andere Seite des Alterns. Alt werden bedeutet manchmal ebenfalls, geistig verwirrt und sehr krank zu sein. Bei meiner Mutter wurde im Alter von 80 Jahren eine Demenz festgestellt. Leider befand sich die Krankheit bei ihr bereits in einem fortgeschrittenen Stadium. Eine Therapie – das Ganze liegt jetzt über 10 Jahre zurück – erfolgte damals nicht.

Das ist heute anders. Es gibt moderne Früherkennungstests. Heilen kann man die Demenz nicht. Wird die Krankheit aber schon frühzeitig erkannt, können die Symptome gut behandelt und das Fortschreiten, die Verschlimmerung hinausgezögert werden. Das aber setzt Wissen über die Krankheit und deren Verlauf voraus.

Das neue Buch „Demenz“ aus der Visite-Gesundheitsbibliothek des NDR-Fernsehens ist da ein echter Ratgeber. Es informiert anschaulich über die Krankheit Demenz und deren verschiedene Formen, berichtet über neue Therapieansätze und individuelle Betreuungsformen, gibt aber auch ganz praktische Tipps und Hilfsangebote.

Als Botschafterin der Initiative „Altern in Würde“ und des Themas Alzheimer-Demenz möchte ich Betroffenen und ihren Angehörigen Mut machen, sich mit dieser Krankheit auseinander zu setzen. Mein Credo lautet: Schaut hin und unternehmt etwas, sagt nicht: „Ach, das ist eine normale Alterserscheinung.“ Veränderungen auch im Wesen, nicht nur Vergesslichkeit, können Warnzeichen sein!

Ihnen persönlich wünsche ich alles Gute für Gesundheit und Wohlergehen

Ihre Simone Rethel-Heesters

Danksagung

Für die fachliche Beratung bei unseren Recherchen zu diesem Buch bedanken wir uns bei jenen Experten, die uns im Interview und als Studiogäste Rede und Antwort gestanden haben. Ohne ihre Mithilfe und auch ihre Bereitschaft, die Visite-Teams bei ihren Filmaufnahmen vor Ort zu unterstützen, wäre dieses Buch nicht entstanden.

Und wir bedanken uns auch bei den Betroffenen und Angehörigen, die uns gestattet haben, Einblick zu nehmen in den Alltag Demenzerkrankter. Nur durch den unmittelbaren Kontakt mit den Kranken und ihren Ärzten, den Pflegern und oft ehrenamtlichen Helfern, konnten wir in diesem Buch lebensnahe Hinweise und Tipps für den Umgang mit Demenz-Patienten geben.

Wir haben, wie wir das in der Visite-Sendung jeden Dienstag im NDR-Fernsehen tun, über den aktuellen Wissensstand – diesmal zum Thema Demenz – berichtet. Das Buch erhebt keinen Anspruch auf Vollständigkeit. Und auf keinen Fall kann und will es die ärztliche Beratung und Betreuung ersetzen.

Cornelia Fischer-Börold
Siglind Zettl

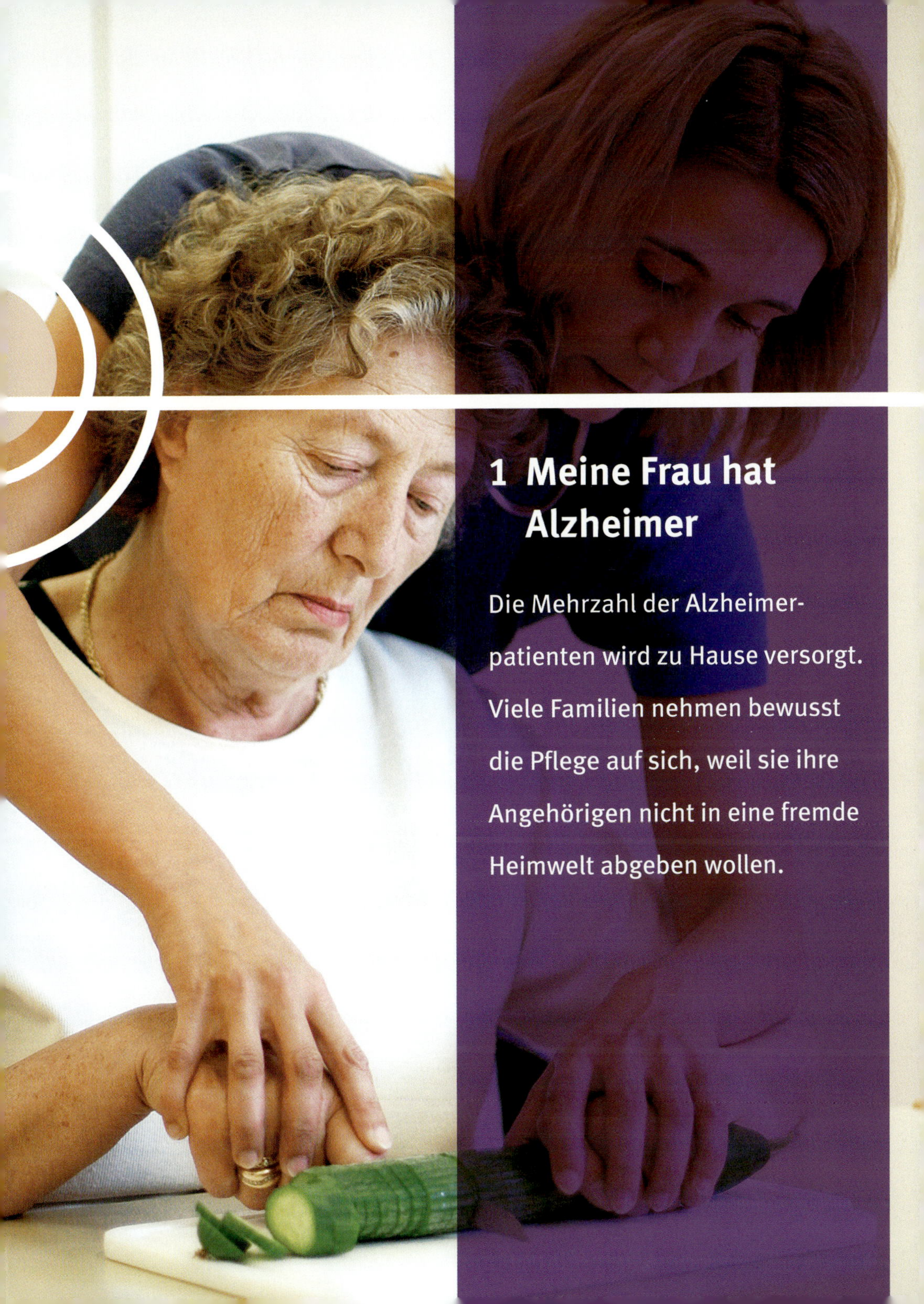

1 Meine Frau hat Alzheimer

Die Mehrzahl der Alzheimerpatienten wird zu Hause versorgt. Viele Familien nehmen bewusst die Pflege auf sich, weil sie ihre Angehörigen nicht in eine fremde Heimwelt abgeben wollen.

Jürgen Tempel* putzt seiner Frau die Zähne. Er ist 67 Jahre, sie 65 Jahre alt. Er ist gesund, sie ist an Alzheimer erkrankt. Seit fast sechs Jahren kümmert sich der ehemalige Berufsschullehrer um seine Frau. Das heißt, er pflegt sie rund um die Uhr, denn Martha Tempel kann so gut wie nichts mehr alleine machen. Sie kann sich nicht selbst waschen, sie kann sich nicht selbst anziehen, sie kann nicht selbst essen. Wie all das geht, hat sie vergessen.

„Das ist richtig schwere Arbeit", sagt Jürgen Tempel. „Man ist ja immer in Gedanken, auch wenn man mal einen Augenblick ausspannt, man denkt schon wieder ans Nächste, was kommt jetzt? Muss sie zur Toilette, hat sie Durst, hat sie sich wehgetan? Und dann geht es sofort wieder los. Es muss Frühstück gemacht werden, Mittag, Abendbrot – rechtzeitig. Denn es muss ja eine gewisse Regelmäßigkeit da sein. Und das zu Bett gehen. Da denkt man schon – na wie wird das heute ablaufen – wie ist sie heute – wehrt sie sich wieder ... man kann einfach nicht abschalten."

Das Schlimmste ist aber, dass Jürgen Tempel seine Frau als Partnerin vermisst: „Ja, das ist das Schlimmste, dass man nicht mehr miteinander sprechen kann. Oder, wenn mal was Besonderes ist, in den Nachrichten zum Beispiel, man kann sich nicht mehr austauschen. Man kann sich nicht mehr gemeinsam freuen – zum Beispiel am Blühen der Bäume im Frühjahr. Die Bedeutung dessen, was ich sage, dringt nicht mehr zu ihr durch. Oder wir sind früher öfter in Urlaub gefahren. Das fällt alles weg."

Jürgen Tempel hat eine schwere Aufgabe übernommen, er organisiert den gesamten Alltag für sich und seine Frau. Aber damit nicht genug. Er will ihr den Alltag auch noch so angenehm wie möglich gestalten. Er weiß, seine Frau liebt Musik und nimmt sie auch noch wahr. Sogar ein paar Melodiefetzen fallen ihr dann noch ein, wenn er anfängt zu singen.

„Sie kann ja auch keine Gefühle mehr zeigen. Außer lachen oder, wenn wir mal versuchen gemeinsam zu singen. Sie singt zwar nicht, aber sie macht dann immer ‚lalala' und freut sich dabei. Das ist auch schon viel wert, für mich jedenfalls."

Eine Tagespflege als Hilfe, daran hat Jürgen Tempel schon mal gedacht. Aber er findet, zwanzig Minuten pro Tag seien für seine Frau zu wenig. Und sie in ein Heim zu bringen, das kommt für ihn nicht in Frage. „Ich kenne meine Frau nun bald 40 Jahre. Früher war sie für mich da, und jetzt bin ich eben für sie da."

Zeit für sich selbst bleibt Jürgen Tempel kaum. Nur mittags nach dem Essen legt er seine Frau zur Mittagsruhe aufs Sofa im Wohnzimmer. Dann sitzt er daneben, im Sessel, liest Zeitung oder ein Buch. Zwei Stunden Pause, dann kümmert er sich wieder um seine Frau. Tag für Tag, 24 Stunden lang.

---

* Alle Geschichten in diesem Buch beruhen auf Visite-Reportagen. Namen und Orte wurden im Interesse der Betroffenen geändert.

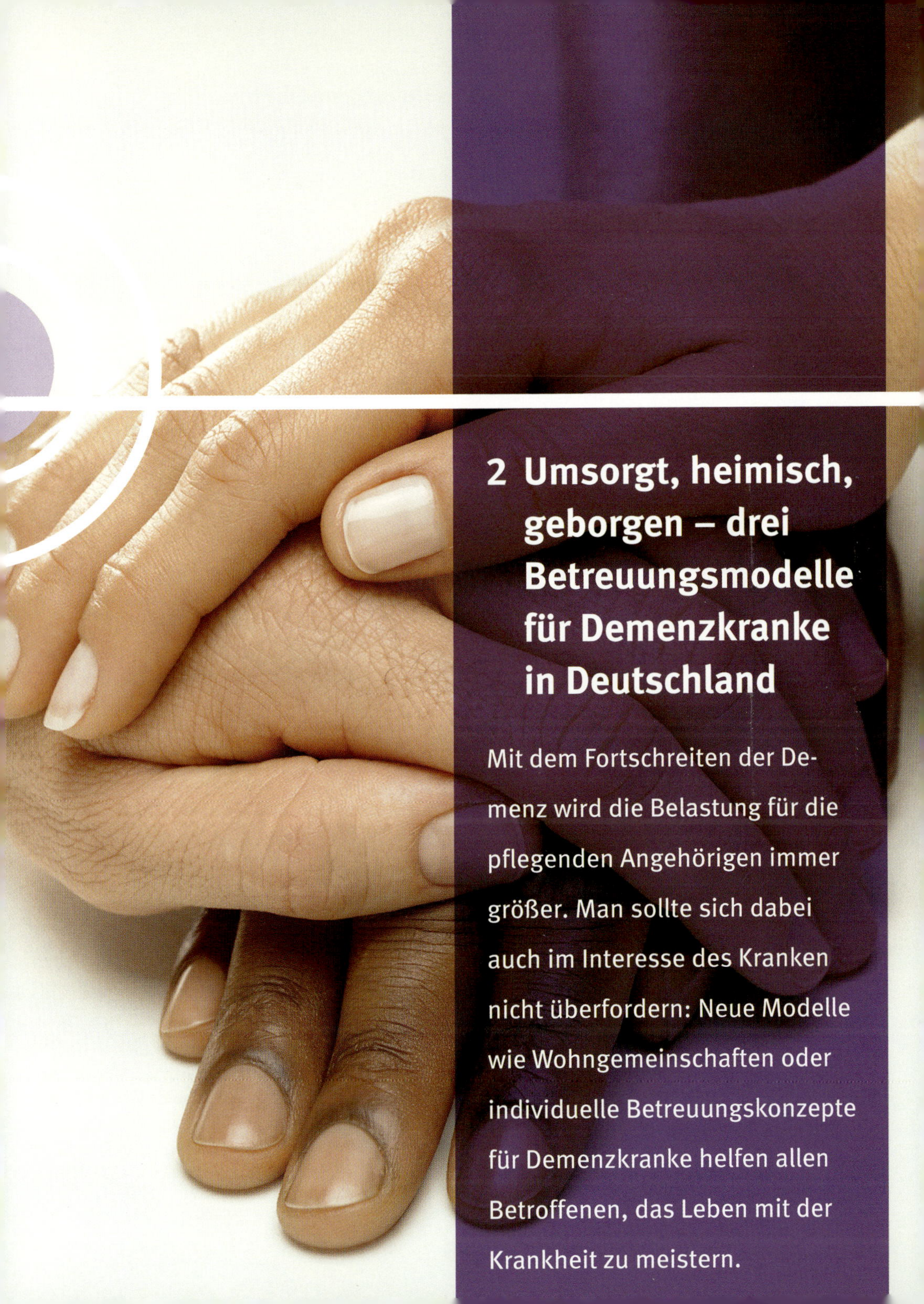

2 Umsorgt, heimisch, geborgen – drei Betreuungsmodelle für Demenzkranke in Deutschland

Mit dem Fortschreiten der Demenz wird die Belastung für die pflegenden Angehörigen immer größer. Man sollte sich dabei auch im Interesse des Kranken nicht überfordern: Neue Modelle wie Wohngemeinschaften oder individuelle Betreuungskonzepte für Demenzkranke helfen allen Betroffenen, das Leben mit der Krankheit zu meistern.

2.1 Ein vertrautes Heim

Das katholische Altenheim Franziska Schervier liegt mitten in Frankfurt am Main und stellt einen Wohnsitz für betagte und pflegebedürftige alte Menschen dar. Man sieht einen vierstöckigen Neubau, umgeben von einem Park mit einem kleinen Teich. Ein gewohnter Anblick, denkt man. Doch tritt man herein, ist alles anders als gewohnt: Keine zweckmäßigen Einbaumöbel, keine einheitliche Bestuhlung, keine Küche aus dem Katalog, kein moderner Komfort.

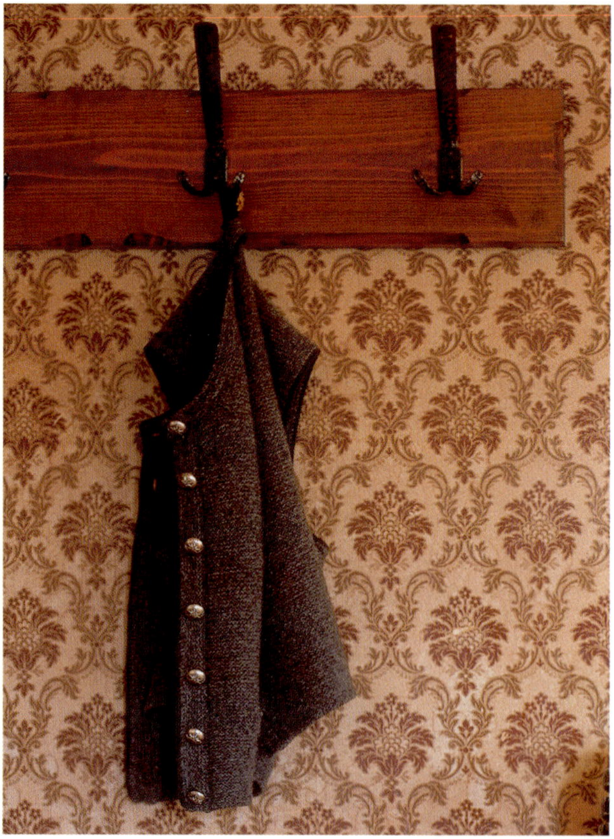

Stattdessen ist die Einrichtung gediegen, auffällig altmodisch, überall steht altes Inventar. Häkeldeckchen, alte Vasen und Blümchentapeten bestimmen das Bild. Große Ohrensessel stehen im Wohnzimmer und in den Gängen. Alte Küchenschränke, eine Emaille-Spüle, ein großer alter Holztisch und ein plüschiges Sofa prägen die Essküche. Die Einrichtungsgegenstände sind zusammengesucht und stammen aus den dreißiger und vierziger Jahren. Das ist Absicht, erfährt man von den Betreuern. Sie sind der Meinung, dass eine moderne, nur zweckmäßige Einrichtung die Behaglichkeit nicht fördert. Die Möbel hier dagegen erinnern die Bewohner an alte Zeiten, an jene Zeiten, in denen sie groß geworden sind, also an ihr Zuhause. Das Anliegen ist plausibel: Die Bewohner fühlen sich dadurch geborgener als in einer modernen, zweckmäßigen Einrichtung. Denn das im Laufe des Lebens erlernte Alltagswissen ist in den meisten Fällen längst verloren gegangen. Die Patienten stehen der modernen Welt hilflos gegenüber. Mit den Gebrauchs- und Einrichtungsgegenständen ihrer Jugend aber kommen sie meist seht gut zurecht, das vertraute Ambiente weckt Erinnerungen an die längst vergangene Zeit, die trotz Demenz in den alten Menschen schlummern.

Der 80 Jahre alte Regulator zeigt immer fünf nach acht, die Uhr ist stehen geblieben. Was zählt, ist der Augenblick. Die Freude über Kleinigkeiten, über eine schmackhafte Süßigkeit zum Beispiel, die zum gemeinsamen Frühstück in der Küche angeboten wird.

Die 27 Frauen und Männer, die hier auf der Station leben, haben vieles vergessen, manche fast alles. Sie können ihren Alltag nicht mehr alleine bewältigen, denn sie leiden unter Demenz, unter Alzheimer.

Eine von ihnen ist Herta Köhler. Die 82-Jährige lebt seit über zwei Jahren in dem Heim. Vor drei Jahren stellten Neurologen bei ihr eine beginnende Alzheimer-Erkrankung fest. Alleine wohnen kann sie nicht mehr. Sie hat vieles vergessen, bringt die Zeiten durcheinander, weiß nicht mehr, wo sie früher einmal gewohnt hat. Wenn man sie danach fragt, antwortet sie, dass sie das nicht mehr genau sagen könne. Sie sei fürchterlich vergesslich, da könne man nichts machen. Die Erinnerung an ein halbes Leben ist ausgelöscht.

Aber sie hat noch nicht alles vergessen wie andere Bewohner der Station, die am Frühstückstisch plötzlich nicht mehr wissen, wie man ein Ei öffnet. Herta Köhler beherrscht die vertrauten Handgriffe einer Hausfrau immer noch perfekt. In ihrem Zimmer ordnet sie auf dem Bett die Tagesdecke und ein paar alte Kissen, die ihr geblieben sind. „Die Kissen haben wir hier gemacht, mit meiner Mutter ...“. Dass sie die Kissen von zu Hause ins Heim mitgebracht hat, das ist ihr entfallen.

Der Verlust von Wissen und besonders von Alltagswissen macht Angst. Deshalb gibt es für viele Bewohner immer wieder Momente der Verstörung. Auch für Herta Köhler gibt es Tage mit dunklen Stunden, Tage voller Traurigkeit. Dann sind die Pfleger da, unaufdringlich nehmen sie den alten Menschen jene Handgriffe ab, die sie verlernt haben.

Demenzkranke durchleben immer wieder Tage der Verstörung.

Herta Köhler hat aber auch gute Tage. Vor allem dann, wenn sie hier auf der Station eine Aufgabe findet, die sie bewältigen kann. Auch das gehört zum Betreuungskonzept des Heimes: Jeder kann das machen, wozu er noch in der Lage ist, ähnlich wie in einer Wohngemeinschaft.

Herta Köhler wäscht gerne ab – wie früher in einer Emailleschüssel am Spülstein. Eine andere Patientin hilft ihr beim Abtrocknen des Frühstückgeschirrs, wobei sie regelrecht aufgeheitert wirkt. Sinnvolle Beschäftigung heißt für die 82-Jährige nicht Maltherapie. Sie ist eine perfekte Hausfrau, und das kann sie im Heim auch sein.

Manchmal spricht sie auch ein Machtwort zu den anderen: „Jetzt sind Sie aber mal ruhig mit dem Geschrei, Sie könnten auch einmal was machen, nicht nur rumschreien.“ Herta Köhler fühlt sich wohl in der Rolle als Chefin über Küche und Wohnzimmer, sie vergibt sogar Arbeiten und sorgt für Ordnung.

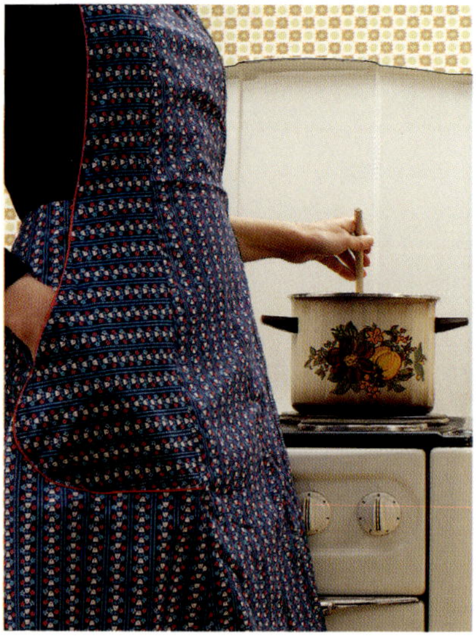

Wer kann und will, hilft bei der Zubereitung der täglichen Mahlzeiten. Der 75-jährige Harald Kaiser, ehemaliger Sportlehrer und Jagdflieger, ist der Hahn im Korb unter den Damen. Er ist fürs Zwiebelschneiden zuständig und hat dabei immer ein Lied aus der guten alten Zeit auf den Lippen: „Jawohl, meine Herren, ...“

Jeder Heimbewohner macht das, wozu er in der Lage ist.

Gegessen wird gemeinsam, und gekocht wird möglichst, was allen schmeckt, Bratkartoffeln zum Beispiel mit Zwiebeln und Speck.

Nicht alle Demenzkranken können sich noch so aktiv beteiligen. Für manchen ist selbst das Zusammenlegen eines Handtuches zu einer unlösbaren Aufgabe geworden. Aber das Handtuch anfassen, wieder spüren, wie sich der Stoff anfühlt, das kann beleben.

Für andere, die sitzen und zu träumen scheinen, reicht es, einfach zuzuschauen oder die Geräusche zu hören. In der Küche klappert das Geschirr. Das hat, so sagen die Pfleger, eine Natürlichkeit, die man von früher, vom Familienleben kennt.

Regelmäßig bekommt Herta Köhler Besuch von ihrer Tochter. Sie ist Sportlehrerin und hält für die Senioren hier einen Gymnastikkurs. „Hier ist mein Zuhause“, sagt ihr die 82-Jährige. Die Tochter hört das mit großer Erleichterung.

2.2 Inseln für das Vergessen

Im „Haus Schwansen“ bei Eckernförde wohnen 61 Menschen, alle sind demenzkrank. Aber nicht alle sind gleich. Die Krankheit macht sich bei jedem anders bemerkbar, verläuft bei jedem anders.

Genau das berücksichtigt das Konzept dieser Pflegeeinrichtung. Die Kranken werden unterschiedlich betreut, je nach Stadium der Demenz und nach Tagesform.

In der ersten Gruppe finden sich all jene zusammen, die noch einigermaßen aktiv sind, die noch viele Handgriffe beherrschen. Betreut werden sie bei dieser Arbeit von Ergotherapeuten: „Wir sagen einfach, dass die Menschen – egal, wie alt sie sind, ob 90 oder 100 – eine sinnvolle Tätigkeit brauchen, um sich in der Gruppe, in der Gesellschaft auch geschätzt zu fühlen, um einfach noch einen Sinn zu haben. Alle Arbeiten, die wir fertigen, werden auf hausinternen Basaren verkauft."

In der zweiten Gruppe werden die Senioren bereut, bei denen die Demenz schon weiter fortgeschritten ist. Pfleger versuchen sie zu kleinen Aktivitäten anzuregen. Sie probieren zum Beispiel, wie sich verschiedene Materialien anfühlen, was weich und was hart ist. Ein Wollball wird auf dem Tisch hin und her gekullert. Die Gruppe geht in den Garten, pflückt Blumen, nimmt die Gerüche wahr ...

In der so genannten Insel wiederum bekommen diejenigen größtmögliche Zuwendung, die nicht mehr gehen, nicht mehr sprechen, nicht mehr alleine essen können. Sie liegen trotzdem nicht im Bett. Sie sitzen auf dem Plüschsofa oder in speziellen Hängematten, werden gefüttert und gegen das Wundliegen eingerieben. Sie können hören, wenn im Nebenzimmer gesungen wird, denn Musik ist für alle besonders wichtig. Der Gesang weckt nicht nur Erinnerungen an die Vergangenheit, es geht auch um das Gemeinschaftsgefühl im Haus Schwansen.

2.3 Aufgehoben in einer Pflegefamilie

Inge Hansen, 63 Jahre, wohnt in einem gemütlich eingerichteten Zimmer in einer Wohnung im nordrhein-westfälischen Geldern. Die 45-jährige Gisela Liebig klopft an die Tür und kündigt das Frühstück an.

Die Familie frühstückt immer gemeinsam. Zu fünft sitzen sie dann am Tisch. Die Mutter Gisela Liebig, der Vater Uwe Liebig, sie ist Hausfrau, er gelernter Industriekaufmann. Die beiden Söhne, der 15-jährige Frank und der zwölfjährige Markus, gehen zur Schule. Und schließlich Inge Hansen, die seit

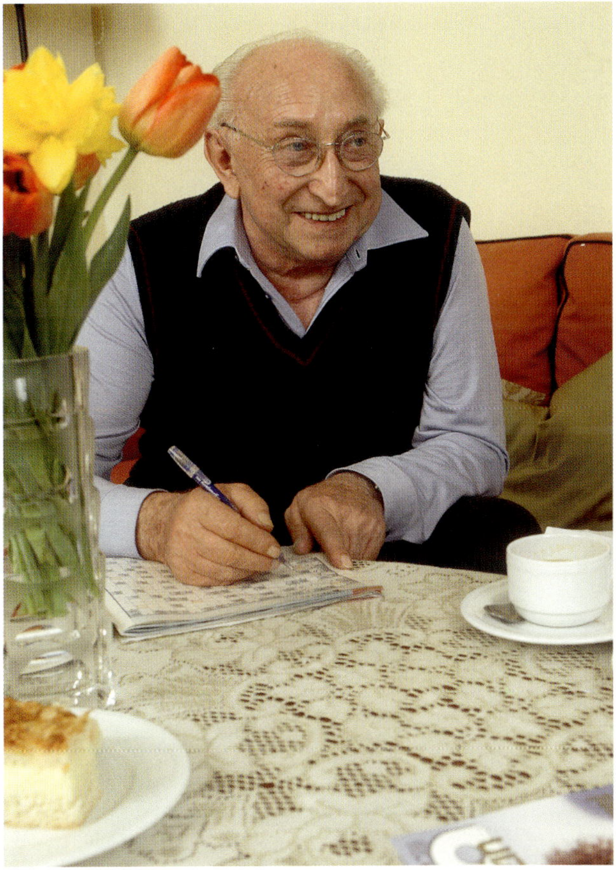

zwei Jahren bei der Familie Liebig wohnt. Sie ist demenzkrank. Die Familie Liebig hat die kinderlose Witwe zur Pflege aufgenommen.

„Ich bin ein Mensch", sagt Gisela Liebig, „der gerne betreut. Und meine Kinder sind jetzt in einem Alter, wo sie die Mama nicht mehr so sehr brauchen, wo sie schon viel alleine können."

Daher hat sich die Familie entschlossen, die Pflege der 63-Jährigen zu übernehmen. Auch wenn Inge noch ein bisschen anpacken kann, bei Hausarbeiten zum Beispiel, ihre Pflege nimmt den ganzen Tag in Anspruch. Sie kann auch nicht lange alleine sein. Abends lange wegbleiben oder Urlaub machen, das ist für die Familie nun nicht mehr so einfach möglich, das muss organisiert werden und wird deshalb natürlich seltener. Aus diesem Grund hatten vor allem die Söhne am Anfang Angst, dass das Familienleben gestört wird. „Das war am Anfang für mich und meinen Bruder schon schwierig. Denn wir kannten die Frau ja vorher nicht. Aber jetzt ist sie schon fast wie eine Oma für uns."

Für die Betreuung der Pflegeoma bekommen die Liebigs 900 Euro im Monat. Organisiert und kontrolliert wird die Pflege von der Familienpflege der Rheinischen Kliniken, einer Institution, die Demenzkranke und potenzielle Pflegefamilien zusammenbringt und einmal im Monat bei den Familien vorbeischaut. Auf diese Weise wird versucht, außerhalb des trotz aller Bemühungen doch künstlichen Systems der Kliniken und Pflegeeinrichtungen in einer quasi ganz normalen Umgebung bei den Kranken noch einmal Fähigkeiten zu aktivieren, die verloren gegangen sind.

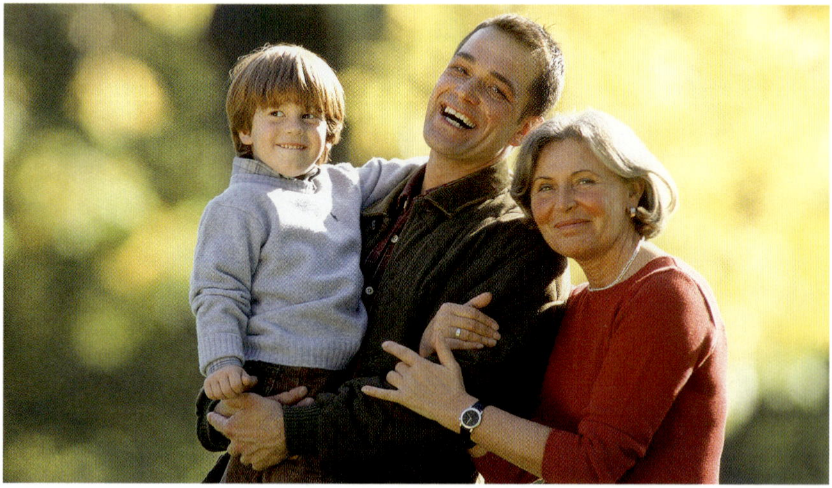

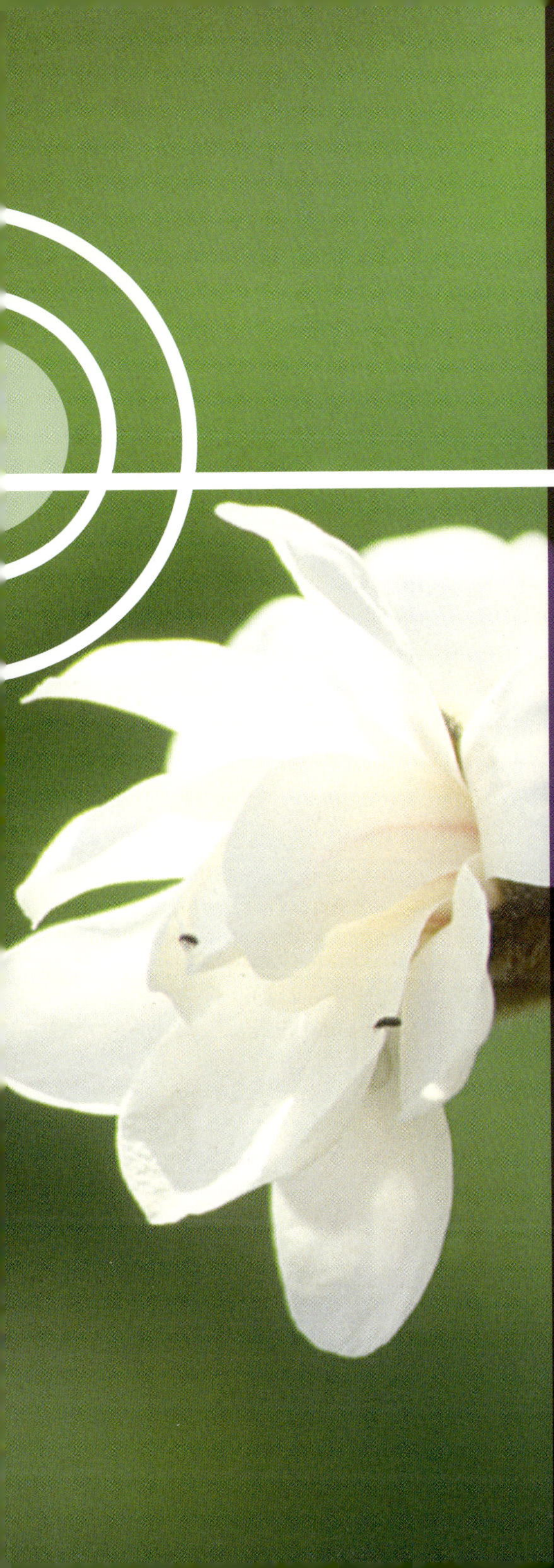

3 Demenz – ein neues Volksleiden

Der Begriff Demenz bezeichnet einen Verfall der geistigen Leistungsfähigkeit. Man versteht darunter vor allem die Abnahme von Gedächtnisleistung und Denkvermögen.

3.1 Demenz – was ist das?

Für Demenzkranke gibt es kein Davor und kein Danach, nur noch den Augenblick.

Die meisten merken es kaum, wenn es beginnt – mit kaum auffälligen Vergesslichkeiten, mit Schwierigkeiten, das richtige Wort zu finden oder sich an das aktuelle Datum zu erinnern. Dann finden Betroffene den Weg vom Supermarkt nach Hause nicht mehr oder erkennen nicht einmal mehr ihre Angehörigen. Sie wissen nicht wozu und wie man einen Löffel benutzt oder wie man zur Toilette geht. Diesen schleichenden Verlust aller geistigen Fähigkeiten nennen Ärzte Demenz. Dabei können Gedächtnis, Sprache, Denkvermögen und Geschicklichkeit beeinträchtigt sein. Zusätzlich leiden die Betroffenen oft an einer Depression. Im Endstadium der Erkrankung sind die Erkrankten auf intensive Pflege und Betreuung rund um die Uhr angewiesen.

Derzeit leben in Deutschland etwa 1,5 Millionen meist ältere Menschen mit einer Demenzerkrankung. Etwa 900 000 davon leiden unter der Alzheimer-Krankheit, der häufigsten Form der Demenz. Die Zahlen können nur geschätzt werden, es gibt nach wie vor eine Dunkelziffer. Denn immer noch wird nicht jede Demenzerkrankung als solche erkannt. Und wenn sie erkannt wird, fällt es oft schwer, die verschiedenen Formen auseinander zu halten. Eines aber wissen Experten jetzt schon gewiss, nämlich dass die Erkrankungszahlen steigen werden. Grund ist ein Wandel in der Bevölkerungsstruktur: Immer mehr Menschen werden immer älter.

Vor allem die Älteren sind von der Demenz betroffen. Die Gefahr an Demenz zu erkranken, steigt besonders nach dem 65. Lebensjahr rapide an. Ab diesem Lebensalter, so haben Wissenschaftler in verschiedenen Studien fest-

Visite-Info

Demenzmerkmale

Demenz ist eine fortschreitende, meist nicht heilbare und nicht ansteckende Erkrankung des Gehirns. Ärzte bezeichnen damit einen Verfall der geistigen Leistungsfähigkeit. Demenz ist ein Oberbegriff für verschiedene Erkrankungsformen. Die bekannteste von ihnen ist die Alzheimer-Erkrankung. Demenzerkrankungen sind geprägt von:

- einer Abnahme der Gedächtnisleistung,
- einer Abnahme der kognitiven Funktionen wie Störung des Denkens, des kritischen Abwägens und des vernünftigen Urteilens,
- Störungen der Aufmerksamkeit und Konzentration,
- dem Verlust des räumlichen Orientierungsvermögens,
- zunehmenden Sprachschwierigkeiten,
- Persönlichkeitsveränderungen,
- einer Abnahme der emotionalen Kontrolle,
- dem Verlust der Fähigkeit, alltägliche Aktivitäten eigenständig auszuführen,
- Störungen des Sozialverhaltens, der Motivation,
- begleitenden psychischen Symptomen wie Angst, Depression, Wahn, Halluzination oder Unruhe und Aggression.

Visite-Info

Woher kommt der Name Alzheimer-Erkrankung?

Die wohl bekannteste Gehirnerkrankung – die Alzheimer-Krankheit – erhielt ihren Namen von dem 1865 geborenen Mediziner Alois Alzheimer. Dieser arbeitete Anfang des 20. Jahrhunderts in der Städtischen Irrenanstalt Frankfurt am Main.

Am 25. November 1901 wurde eine 51-jährige Patientin namens Auguste Deter eingeliefert: „Seit einem halben Jahr verändert, Eifersuchtsideen, zweckloses Herumwirtschaften in der Wohnung, versteckt alle möglichen Gegenstände, die sie dann nicht mehr finden kann. Furcht vor bekannten Leuten. Zeitlich und örtlich desorientiert. Scheint zu halluzinieren. Schreit sehr viel in ganz sinnloser Weise. Benimmt sich ganz rastlos, goss im Saal den anderen Patienten Wasser ins Gesicht", so der Auszug aus Auguste Deters Krankenakte.

Nach dem Tod der Patientin sezierte Alzheimer ihr Gehirn und entdeckte das, was er einen „eigenartigen Krankheitsprozess" nannte und was noch niemand vor ihm gesehen und beschrieben hatte: Teile der Hirnrinde waren verändert – genau die Stellen, die Gedächtnis, Orientierung und das Gefühlsleben ermöglichen. Er fand Eiweißablagerungen, die man Jahrzehnte später als Amyloide diagnostizierte, verfilzte Faserbündel und tote Nervenzellen. Die oberen Schichten der Hirnrinde waren „zu etwa einem Viertel bis einem Drittel ganz verschwunden", zwischen den Nervenzellen machte Alzheimer „ein noch nicht näher erforschtes Stoffwechselprodukt" aus und fand ungewöhnlich aussehende Nervenenden, die sich zu Bündeln verdreht hatten.

Die von Alzheimer 1906 veröffentlichte Studie über diese Entdeckungen mit dem Titel „Eine eigenartige Krankheit der Hirnrinde" fand zunächst keine Beachtung. Sie wurde archiviert und tauchte erst Jahre später wieder auf.

Alzheimer starb mit 51 Jahren in Breslau, wo er einen Lehrstuhl für Psychiatrie innehatte. Den Namen Alzheimer-Krankheit wählte Alzheimers Lehrer Emil Kraepelin aus, um die Forschungen seines Schülers so posthum zu würdigen.

Statistiken rechnen im Jahr 2050 mit etwa 2,5 Millionen Demenzkranken in Deutschland.

gestellt, verdoppelt sich das Risiko mit zunehmendem Alter alle 5,1 Jahre. Eine erschreckende Prognose. Erschreckend vor allem deshalb, weil die gesellschaftlichen Bedingungen mit dieser Entwicklung derzeit nicht Schritt halten. Statistiken zeigen, dass bereits heute etwa 300 000 der insgesamt 700 000 Heimplätze in Deutschland von Demenzkranken beansprucht werden. Das sind aber, wenn man nachrechnet, nur 30 Prozent der Demenzkranken. Die restlichen 70 Prozent werden zu Hause oder privat betreut.

Eine Gesellschaft, die immer älter wird und in der die Zahl der Jüngeren abnimmt, muss sich auf eine anspruchsvolle Aufgabe einstellen. Denn wie werden die „wenigen" Angehörigen, die ja meist in einen anstrengenden Arbeitsprozess einbezogen sind, mit der Pflege des Vaters, der Mutter, Tante oder Oma fertig? Sie werden zumindest die Zeit zur umfassenden Pflege nicht aufbringen können. Es gilt also, finanzierbare Modelle zu finden, die es demenzkranken Menschen trotzdem innerhalb und außerhalb der Familie ermöglichen, in Würde zu altern. Auch die Forschung muss nach neuen Möglichkeiten suchen, die Krankheit effektiver behandeln und vielleicht sogar der Demenz vorbeugen zu können.

Nicht nur, um die Kranken selbst vor einem bis jetzt meist unaufhaltsam fortschreitenden Leiden zu bewahren, sondern auch, um jene Angehörigen zu unterstützen, die oft über Jahre diesen Menschen – oft sogar unter den schwierigsten Bedingungen – zu Hause betreuen und sein langsames geistiges Vergehen begleiten.

Ausführliche Ratschläge und Tipps für Angehörige Demenz- und Alzheimer-Kranker finden Sie ab Seite 85.

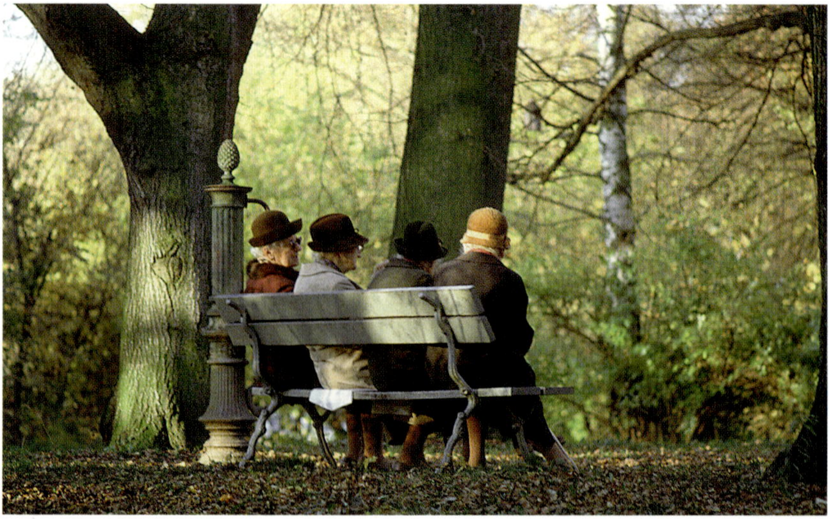

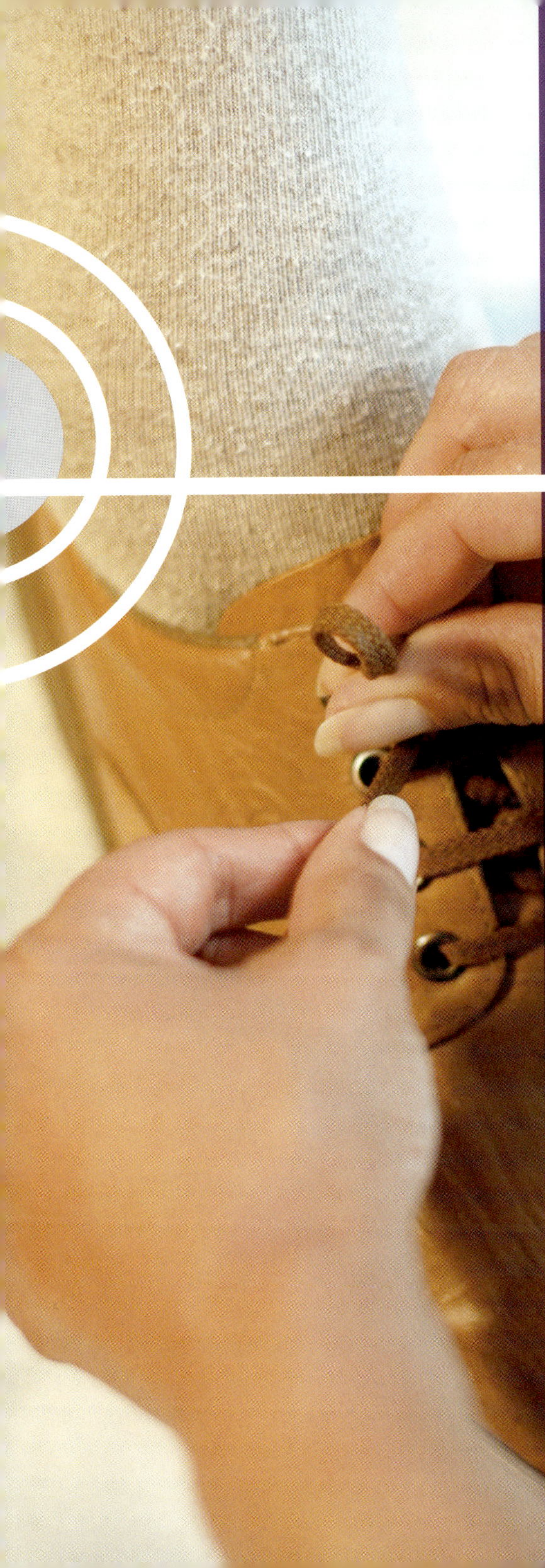

4 Vergesslich, verwirrt oder dement – Formen des stillen Leidens

Grundsätzlich wird zwischen primären und sekundären Formen der Demenz unterschieden. Sekundäre Demenzformen machen bis zu zehn Prozent aller Krankheitsfälle aus und sind Folge einer anderen Grunderkrankung, wie z. B. Stoffwechselerkrankungen oder Vergiftungserscheinungen durch Medikamentenmissbrauch.

Etwa 1,5 Millionen Menschen leiden in Deutschland an Demenz. 60 Prozent von ihnen an Alzheimer.

Bei primären Demenzen beginnt der Krankheitsprozess direkt im Gehirn. Sie sind nach heutigem Kenntnisstand irreversibel. Neben der Alzheimer-Krankheit mit einem Anteil von ca. 60 Prozent aller Fälle, gibt es weitere primäre Demenzen.

Bei vielen Menschen fängt es oft schon in der Mitte des Lebens an, dass hin und wieder das Kurzzeitgedächtnis versagt. Während länger zurückliegende Ereignisse lebhaft in Erinnerung bleiben, ist die Information, wo die Brille oder die Autoschlüssel liegen, plötzlich wie ausgelöscht. Auch die Gefahr, wichtige Termine oder die regelmäßige Medikamenteneinnahme zu vergessen, nimmt mit den Jahren zu. Die kleinen Pannen im Alltag sind jedem lästig, manchem peinlich und vielen machen sie Angst. Das Nachlassen der Gedächtnisleistung im Alter ist jedoch ein natürlicher Vorgang. Die vernetzten Abläufe im Gehirn werden langsamer, Neues zu erlernen und zu verarbeiten fällt schwerer.

Vom Auftreten der ersten Symptome bis zum Tod dauert die Alzheimer-Erkrankung im Durchschnitt sieben Jahre.

Doch erst, wenn die Unterscheidung zwischen heute, morgen und gestern verwischt, die räumliche Orientierung oder der Bezug zum alltäglichen Leben verloren geht, sind das Hinweise auf krankhafte Veränderungen wie zum Beispiel die Alzheimer-Erkrankung oder andere Demenzformen.

4.1 Alzheimer-Demenz – ein langsamer, unaufhaltsamer Verfall

Die häufigste Form der Demenzerkrankungen ist die Alzheimer-Demenz, auch einfach „Alzheimer" genannt. Rund 60 Prozent aller Demenzen werden durch die Alzheimer-Krankheit verursacht. Wichtig ist, dass mit der Diagnose Alzheimer andere Ursachen für den Verlust der Gedächtnis- und Denkleistung ausgeschlossen sind, wie zum Beispiel Erkrankungen des zentralen Nervensystems, Durchblutungsstörungen im Gehirn, schwer wiegende organische Erkrankungen oder auch Drogen-, Alkohol- oder Medikamentenmissbrauch.

Typisch für die Alzheimer-Erkrankung sind ein schleichender Beginn und ein stetiges Fortschreiten der Erkrankung. Beginnen kann sie mit scheinbar harmlosen Symptomen, wie Kopfschmerzen, Müdigkeit, Konzentrationsmangel und Schwindel. Über Jahre hinweg leiden Betroffene zunächst nur an diesen Symptomen.

Dann kommt es zu den ersten erkennbaren Zeichen einer Demenz, und auch die können sehr unterschiedlich sein. Bei den meisten treten zunächst leichte Gedächtnisstörungen auf, man vergisst, wo man den Kamm, den Lippenstift oder das Handy abgelegt hat. Wichtige Personennamen sind entfallen. Meist merkt das zunächst nur der

Betroffene selbst, während Angehörigen oder Freunden die Defizite weniger auffallen. Erst, wenn sich zusätzlich Wortfindungsprobleme oder andere Sprachstörungen einstellen, wird die Umgebung aufmerksam.

Allmählich nehmen dann die Einbußen, die Verluste an Fähig- und Fertigkeiten immer deutlicher zu. Der Betroffene meidet fremde Umgebungen, verzichtet auf Reisen und Ausflüge, weil er sich nicht mehr zurechtfindet. Er verliert wichtige, wertvolle Gegenstände, vergisst immer mehr Namen. Er kann sich nur noch schwer konzentrieren, die Arbeitsleistung nimmt ab. All das macht dem Betroffenen natürlich Angst. Noch bemerkt er die Verluste und möchte sie leugnen oder verbergen und meidet deshalb schwierige Situationen.

Die Angehörigen oder Freunde wissen jetzt meist, dass der Betroffene unter Demenz leidet, dass er an Alzheimer erkrankt ist.

Die Krankheit schreitet unaufhaltsam weiter fort. Der Patient findet sich nun selbst in vertrauter Umgebung nicht mehr alleine zurecht. Er sucht im Gedächtnis vergeblich nach wichtigen Telefonnummern, Adressen oder Namen naher Angehöriger. Teile des eigenen Lebenslaufes sind vergessen. Beim Bezahlen verrechnet er sich immer wieder.

Noch aber ist er in der Lage, allein zu essen, sich selbst anzuziehen, zur Toilette zu gehen. Was er aber anzieht, entspricht nicht immer den gesellschaftlichen Gepflogenheiten: Er will in Hausschuhen auf die Straße, im Bademantel spazieren gehen.

Im vorletzten Stadium ist auch der Name des Ehepartners vergessen, an die Vergangenheit erinnert man sich nur noch bruchstückhaft, es klaffen viele Erinnerungslücken, und selbst die

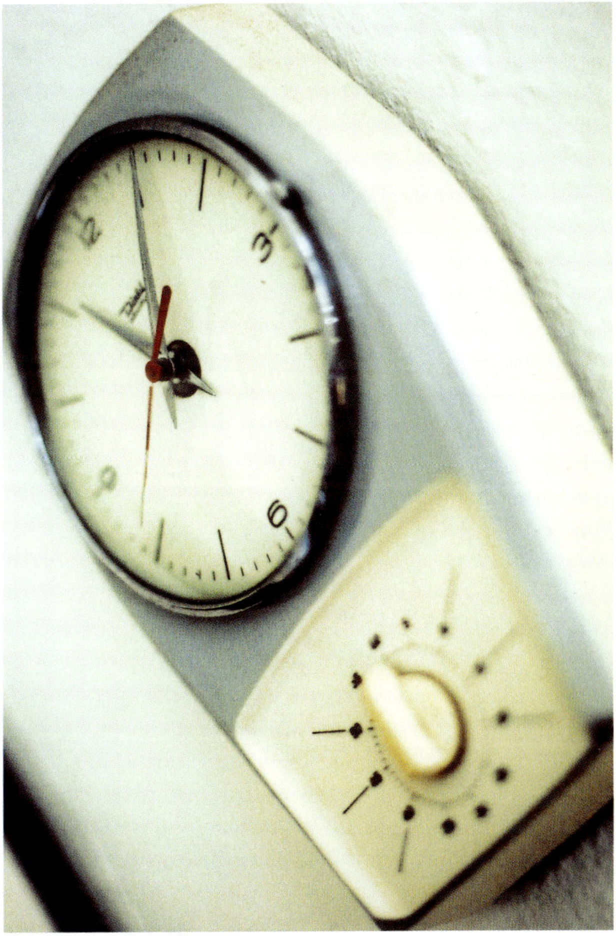

Jahreszeiten sind nicht mehr präsent. Dann kommt es auch zu Persönlichkeitsveränderungen und Gefühlsstörungen. Das Verhalten kann sich sogar gegen den Betreuer richten. Der Patient ist misstrauisch, unterhält sich mit nicht vorhandenen Personen oder mit sich selbst, als wäre er eine andere Person. Lethargie, Angst, Unruhe, Aggression und Depressionen prägen den Alltag.

Im letzten Stadium von Alzheimer kommt es zum Persönlichkeitsverlust.

Am Ende ist meist von dem Mensch, der er einmal war, nichts mehr zu erkennen. Es kommt zum Totalverlust der Persönlichkeit und der Urteilsfähigkeit. Der Kranke redet oft nicht mehr, versteht nichts mehr. Denken und Sprache sind ausgelöscht. Nichts geht mehr allein. Weder alleine essen, noch alleine laufen oder zur Toilette gehen. Das Gehirn steuert nicht mehr, sendet keine Befehle mehr. Der Patient wird bettlägerig und verstirbt meist an Folgeerkrankungen wie Lungenentzündung, Herzschwäche oder Organversagen.

4.1.1 Lewy-Körperchen-Demenz

Lewy-Körperchen sind Eiweißablagerungen im Gehirn, wie sie typischerweise bei der Parkinson-Krankheit vorkommen. Charakteristische Symptome bei dieser seltenen Krankheit sind deshalb – wie bei Parkinson-Patienten, allerdings in geringerem Ausmaß – kleinschrittiger Gang, Bewegungsstarre und Zittern der Gliedmaßen.

In seltenen Fällen können diese Ablagerungen jedoch auch eigenständig, ohne Parkinson-Erkrankung, vorkommen und Demenz auslösen. Oder sie kommen im Hirn zusätzlich zu den typischen Alzheimer-Ablagerungen, den Amyloiden, vor. Bei der Parkinson-Krankheit lagern sich die Lewy-Körperchen in der schwarzen Substanz ab – im Bereich des Mittelhirns, der für Bewegungskoordination und Gleichgewicht zuständig ist.

Bei der Lewy-Körperchen-Demenz befinden sich die Lewy-Körperchen aber in der Großhirnrinde, dem Sitz des Denkens und Erinnerns. Die Abgrenzung von Alzheimer zu dieser Demenzform ist nicht einfach, besonders in der Frühphase. Symptome, die auf die Lewy-Körperchen-Demenz hinweisen, können starke Schwankungen der geistigen Leistungsfähigkeit sein, optische Halluzinationen, die sehr einprägsam sind, oder plötzlich auftretende Bewegungsstörungen wie bei der Parkinson-Krankheit. Außerdem kommt es häufig zu Stürzen oder kurzen Bewusstlosigkeiten.

Eine Unterscheidung zu anderen Demenzformen ist deshalb wichtig, weil bestimmte Medikamente, wie sie z. B. bei Parkinson gegeben werden, für diese Kranken schädlich sind. Sie würden den Zustand verschlimmern und das Sterberisiko erhöhen.

4.1.2 Frontotemporale Demenz (Pick'sche Krankheit)

Die Frontotemporale Demenz ist eine Krankheit, bei der Nervenzellen zunächst im Stirn- und Schläfenbereich (Fronto-Temporal-Lappen) des Gehirns abgebaut werden. Von hier aus werden u. a. Gefühle und Sozialverhalten kontrolliert.

Bei fast allen Patienten fallen zu Beginn der Erkrankung Veränderungen der Persönlichkeit und des zwischenmenschlichen Verhaltens auf: Aggressivität, Taktlosigkeit, maßloses Essen, aber auch Teilnahmslosigkeit. Im Verlauf der Erkrankung entwickeln sich Sprachstörungen, wie Wortfindungs- und Sprachverständnisstörungen, geringes Mitteilungsbedürfnis oder sogar völliges Verstummen. Im weiteren Verlauf kommt es zur Beeinträchtigung des Gedächtnisses, die aber nicht so stark ausgeprägt ist, wie bei der Alzheimer-Krankheit.

Diese Demenzform tritt in der Regel früher auf als die Alzheimer-Krankheit, meistens schon zwischen dem 50. und 60. Lebensjahr oder sogar noch früher.

4.2 Gefäßbedingte Demenzen

4.2.1 Demenz durch Arterienverkalkung im Gehirn

Eine gefäßbedingte (vaskuläre) Demenz kann aufgrund von Durchblutungsstörungen im Gehirn entstehen.

Auch andere Prozesse im Gehirn können zu einer Demenz, also einer Hirnleistungsstörung führen. Gefährdet sind vor allem jene Menschen, die einen Schlaganfall erleiden, bei denen es plötzlich zu einer Durchblutungsstörung im Gehirn kommt. Einzelne Gebiete des Gehirns werden dadurch nicht mehr ausreichend mit Sauerstoff versorgt, was sehr schnell zu großen Schäden im Gehirn führen kann.

Schlagartig kommt es dann zum Funktionsausfall bestimmter Areale des Gehirns. Die Folgen können Lähmungserscheinungen, Gangunsicherheiten, Sprach- und Sehstörungen und sogar Bewusstlosigkeit sein. Ursache ist in den meisten Fällen ein Hirninfarkt, eine Minderdurchblutung der Gehirn versorgenden Gefäße.

Schuld daran ist eine Gefäßerkrankung, unter der derzeit etwa acht Millionen Menschen in Deutschland leiden: die Arteriosklerose, umgangssprachlich auch als Arterienverkalkung bezeichnet. Bei dieser Erkrankung kommt es zu Schädigungen der Gefäße durch so genannte Plaques. Diese Plaques oder Krusten an den Arterienwänden bestehen aus Blutbestandteilen, Fasern und Bindegewebe, in die sich Fett (Choles-

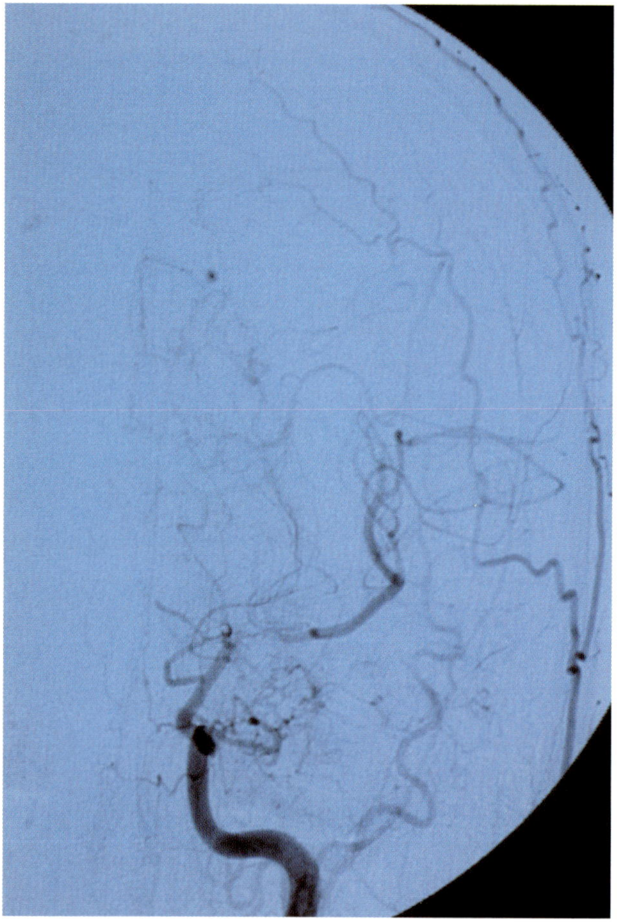

Ein Schlaganfall kann eine Demenz auslösen und eine schon bestehende Demenz verschlechtern.

terin) und Kalk einlagern. Je nachdem, wie viel Fett und Kalk diese Plaque enthält, ist ihre Oberfläche weich oder hart. Meist verlieren die Blutbahnen allmählich an Elastizität, verhärten und verdicken sich bis zur völligen Einengung des Gefäßes.

Im Frühstadium macht die Arteriosklerose noch keine Beschwerden. Wenn aber Risikofaktoren wie Rauchen, Bluthochdruck, erhöhte Blutfettwerte, Diabetes, Übergewicht und Bewegungsmangel nicht bekämpft bzw. behandelt werden, schreitet die Erkrankung schnell fort. Betroffen sind oft lebenswichtige Gefäße am Herzen und im Gehirn. Wenn die Gefäßverkalkung mehr als 70 bis 80 Prozent des Gefäßdurchmessers ausmacht, kann das Gehirn nicht mehr ausreichend durchblutet werden. Dann kommt es zu gefäßbedingten Demenzen, so genannten vaskulären Demenzen.

4.2.2 Demenz durch Schlaganfall

Eine Demenz kann auch durch einen Schlaganfall verursacht werden. Zu diesem kommt es infolge einer Arteriosklerose wie folgt: Manche verkalkte Gefäßstellen sind rund und erhaben, sie erscheinen als kleine Pickel oder fleckförmige Erhöhungen. Andere bilden harte Krusten. Die Ablagerungen werden mit der Zeit immer dicker und fester. Schaut man in das Innere eines derart geschädigten Gefäßes, kann man erkennen, dass sich an der Wand des Hohlrohrs eine unregelmäßige Verdickung gebildet hat, die in die Ader hineinragt. An diesem Hindernis bleiben nun Blutbestandteile hängen und verengen das Blutgefäß immer mehr.

Irgendwann ist das „Rohr“ dann verstopft. Ein Gerinnsel, ein Thrombus, ist entstanden. Das Blut findet keine

Lücke mehr, durch die es fließen kann. Das hinter dem Verschluss liegende Gewebe kann nicht mehr durchblutet werden, es gerät in akute Sauerstoffnot. Es kommt zum Schlaganfall, zur so genannten Apoplexie.

Im günstigsten Fall erleiden die von diesen Adern versorgten Hirnareale nur einen vorübergehenden Sauerstoffmangel und können sich anschließend regenerieren. Schlimmstenfalls aber sterben die betroffenen Gehirnzellen ab.

Etwa 20 Prozent der Schlaganfälle gehen auf Engstellen in kleinen Blutgefäßen im Gehirn zurück. Die von Ausfällen betroffenen Areale sind dann oft kleiner, als wenn große Gefäße verschlossen wären.

Der Verschluss wichtiger Hirngefäße kann auch noch auf anderem Wege erfolgen. An verschiedenen Stellen des Körpers können sich in den Gefäßen Thromben bilden, z. B. in den Herzarterien oder Halsschlagadern. Die Thromben reißen ganz oder teilweise mit dem Blutstrom ab und werden in Richtung Gehirn gespült. Gerät ein solcher Pfropf in enge oder kleinere Hirnarterien (Embolie), kann er ebenfalls einen Schlaganfall auslösen.

Je nachdem welches Hirnareal von der verschlossenen Arterie versorgt wird, kann der Arterienverschluss ganz unterschiedliche Symptome herbeiführen: Lähmungen, Sprach- oder Sprechstörungen, Inkontinenz oder eben auch Demenz. Typisch aber ist in jedem Fall das plötzliche Auftreten der Symptome. Dadurch ist es für den Arzt meist nicht schwierig, diese Demenzform von anderen Formen wie der Alzheimer-Erkrankung abzugrenzen.

Visite-Info

Risiken für eine gefäßbedingte Demenz

Auslöser für eine Demenz können Durchblutungsstörungen in großen und kleinen Hirngefäßen sein bzw. auch in den großen Arterien, die das Gehirn mit Sauerstoff und Nährstoffen versorgen. Sie sind dann auch häufig Ursache eines Schlaganfalls, der Demenzsymptome nach sich ziehen kann. Die Risikofaktoren für diese gefäßbedingten Demenzen sind bekannt. Es sind eben jene, die das Entstehen und Fortschreiten der Arteriosklerose, der Gefäßverkalkung, fördern: Bluthochdruck, Rauchen, Mangel an Vitamin B_{12} und Folsäure, Diabetes (Zuckerkrankheit), erhöhte Blutfettwerte, Tablettensucht, Alkoholismus.

Visite-Spezial

Demenz nach Hirnblutung

Ein Schlaganfall kann aber auch – das geschieht bei jedem fünften Schlaganfall – durch eine Hirnblutung verursacht werden. Bei einer Hirnblutung platzt eine Ader im Gehirn, und das austretende Blut schaltet wichtige Hirnbereiche aus. Das Ausmaß der Schädigung ist abhängig von der Stärke der Blutung. Da der Raum im Schädelinneren begrenzt ist und das Blut keinen Abfluss findet, steigt bei stärkeren Blutungen der Hirndruck. Dann werden auch Hirnregionen beeinträchtigt, die nicht direkt von der Blutung betroffen sind.

4.2.3 Vorboten eines Schlaganfalls und Demenz

Das Risiko, nach einer TIA einen Schlaganfall zu erleiden, ist um das Sechsfache erhöht.

Schlaganfälle ereignen sich oft wie aus heiterem Himmel, vor allem wenn Hirnblutungen die Ursache sind, denn diese bemerkt man erst, wenn es dramatisch wird.

Mitunter aber gehen einem Schlaganfall typische Beschwerden voraus, nämlich kurz andauernde Durchblutungsstörungen des Gehirns, die Ärzte als TIA und PRIND bezeichnen. Die transitorische ischämische Attacke (TIA) ist eine vorübergehende Durchblutungsstörung. Sie hält höchstens 24 Stunden an und bildet sich vollständig zurück. Im Allgemeinen dauert eine TIA jedoch nur wenige Minuten, und die Symptome sind oft kaum merklich. Manche stellen kurz eine einseitige Schwäche einer Körperhälfte oder eine Gefühlsstörung in diesem Bereich fest. Gesicht, Beine, Arme fühlen sich kurzfristig wie taub oder abgestorben an. Andere sind auffällig ungeschickt, sie stoßen sich z. B. an Möbeln oder am Türrahmen. Das ist oft nicht sehr schmerzhaft und wird schnell wieder vergessen. Manchmal wird auch die Mimik starr und das Sprechen fällt schwerer.

PRIND nennen die Ärzte ein prolongiertes (verlängertes) ischämisches neurologisches Defizit. Diese Durchblutungsstörungen sind länger verlaufende TIAs. Die neurologischen Ausfälle können dabei bis zu drei Wochen anhalten. Bei den Patienten bleiben zwar keine schweren Störungen zurück, es dauert aber mitunter Monate, bis die körperliche und geistige Beeinträchtigung überwunden ist.

Visite-Info

Nehmen Sie die Anzeichen für eine gestörte Gehirndurchblutung ernst!
Eine TIA, also einen „kleinen" Schlaganfall, müssen Sie immer ernst nehmen. Die Ausfälle, auch wenn sie noch so gering sind, müssen neurologisch untersucht werden, am besten in einem Krankenhaus mit Schlaganfall-Spezialstation (Stroke-Unit). Besonders dringend ist die Diagnostik, wenn die TIA länger als 30 Minuten gedauert hat. Auch bei einem Minischlaganfall ist eine fachgerechte Therapie notwendig.

4.2.4 Die Binswanger-Krankheit – eine besondere gefäßbedingte Demenz

Arteriosklerotisch verengen können auch die kleinsten Blutgefäße im Gehirn. Ärzte sprechen dann von einer Mikroangiopathie, im Gegensatz zur Makroangiopathie, wenn große Gefäße betroffen sind.

Diese winzigen Gefäße versorgen kleinste Körperbereiche mit Sauerstoff und Nährstoffen. In der Summe sind Schäden, die durch eine Minderdurchblutung der kleinsten Gefäße entstehen, oft genauso schlimm, wie wenn große Gefäße betroffen sind. Es kommt zu Schäden an der Netzhaut des Auges oder auch zum Nierenversagen.

Im Gehirn wiederum kann die Schädigung der kleinsten Gefäße zur so genannten Binswanger-Krankheit führen. Dabei sind Nervenzellen in einem bestimmten Hirnbereich durch die Sauerstoffunterversorgung geschädigt. Es kommt zu vielen kleinen Schlaganfällen, weswegen diese Krankheit auch Multiinfarkt-Demenz heißt.

Diese Demenzform zeigt sich in der Regel am deutlichsten in einer Störung des Gedächtnisses. Die Patienten sind immer weniger in der Lage, aktuelle Eindrücke und Informationen abzuspeichern. Das Langzeitgedächtnis ist jedoch noch länger intakt, an frühere Ereignisse kann sich der Betroffene folglich noch erinnern. Auch die Intelligenzleistung ist gestört, d. h. Zusammenhänge können nicht mehr hergestellt werden, die Betroffenen reden zunehmend „unverständliches Zeug", sie verstehen Fragen nicht mehr und können Aufgaben nicht mehr umsetzen.

Die Patienten erleben ihre Einbußen zumindest anfangs bewusst mit und sind deswegen verzweifelt oder werden depressiv. Im weiteren Krankheitsverlauf ist die Stimmung der Betroffenen stark wechselnd und unangemessen, sie sind z. B. oft weinerlich.

Der Verlauf ist schleichend und wird deshalb oft mit Alzheimer verwechselt!

Die Binswanger-Krankheit stellt eine Unterform der gefäßbedingten Demenz dar; dabei handelt es sich nach der Alzheimer-Krankheit um die zweithäufigste demenzielle Erkrankung.

4.3 Demenzen mit anderen Ursachen

Nicht alle Demenzen werden durch Veränderungen im Gehirn verursacht.

Demenzen, die nicht durch Veränderungen im Gehirn verursacht werden, nennen Ärzte sekundäre Demenzen. Man sollte selbst oder als Angehöriger auch solche Ursachen im Blick haben und den Arzt auf organische Vorerkrankungen sowie auf Medikamente, die man regelmäßig einnimmt, aufmerksam machen. Welche Form der Demenz vorliegt, kann nur der Arzt diagnostizieren. Je eher man aber beim Auftreten von Demenzsymptomen den Arzt aufsucht, desto frühzeitiger kann er die Ursachen erkennen und behandeln oder unter Umständen sogar heilen. Gerade bei sekundären Demenzen ist das möglich! Wenn allerdings die Ursache zu spät erkannt und behandelt wird, bilden sich die Symptome auch bei diesen Demenzformen nicht immer komplett zurück!

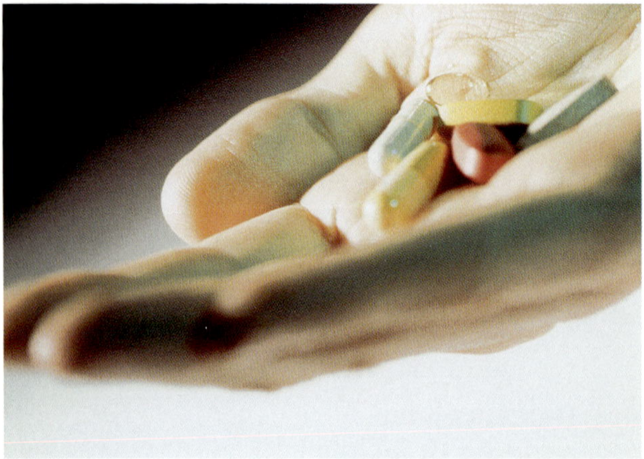

Viele Demenzen haben mehrere unterschiedliche Ursachen, sie werden z. B. gleichzeitig durch Durchblutungs- und Stoffwechselstörungen ausgelöst.

Demenzsymptome können auch durch folgende Medikamente verursacht werden:

- Antidepressiva
- Angst- und spannungslösende Medikamente
- Blutdrucksenkende Medikamente
- Mittel gegen Herzrhythmusstörungen
- Hustenmittel
- Antibiotika

Der Arzt sollte alle eingenommenen Medikamente überprüfen, denn auch Medikamente können Demenzsymptome auslösen. Sind die Mittel tatsächlich die Ursache, müssen sie abgesetzt oder ausgetauscht werden.

Demenzsymptome können durch Tumorerkrankungen ausgelöst sein, u. a. durch Hirntumore, Lymphdrüsenkrebs und Blutkrebs.

Die Symptome bilden sich meist zurück, wenn der Tumor durch eine Operation, Chemotherapie oder Bestrahlung behandelt und verkleinert wird.

Demenzsymptome können durch Stoffwechselerkrankungen hervorgerufen werden. Die wichtigsten Erkrankungen sind:

- Schilddrüsenüber- oder -unterfunktion
- Erhöhte oder erniedrigte Natriumwerte
- Zu hohe Kalziumkonzentration im Blut mit Folgeerkrankungen
- Nierenversagen
- Leberversagen
- Unterzuckerung des Blutes, z. B. durch Insulingabe bei Diabetes mellitus

Demenzsymptome können durch Unfälle mit Kopfverletzungen hervorgerufen werden: Hirnfunktionsausfälle nach einem Unfall oder häufige Schläge auf den Kopf, wie beim Boxen, können zu Schäden im Kopf führen, die sich in Form einer Demenz äußern.

Nach Gewalteinwirkung auf den Schädel kann es auch zu einem so genannten subduralen Bluterguss kommen. Das ist eine Blutung, die in den Raum zwischen den Hirnhäuten, die das Gehirn schützend umhüllen, eindringt. Manchmal kommt es bei einem Schlag oder Sturz mit dieser Folge zu einer kurzzeitigen Bewusstseinstrübung. Danach ist der Betroffene mitunter monatelang beschwerdefrei; später erst können Symptome auftreten, die an eine Demenzerkrankung erinnern.

Visite-Interview

Altershirndruck macht Demenzsymptome

Experte: Prof. Dr. med. Hans-Werner Bothe, Neurochirurg, Klinik und Poliklinik für Neurochirurgie, Universitätsklinikum Münster

Für Demenzsymptome, wie Vergesslichkeit, Aufmerksamkeitsdefizite und Inkontinenz gibt es noch eine ganz andere Ursache ...
Wenn beim älteren Menschen Gleichgewichtsstörungen oder Probleme beim Gehen auftreten, können dies erste Symptome eines so genannten Altershirndruckes sein. Später kommen oft Inkontinenz sowie Aufmerksamkeitsstörungen und Vergesslichkeit hinzu. Diese Symptome ähneln denen einer Alzheimer-Demenz und werden deshalb oft nicht ausreichend untersucht! Der relativ unbekannte Altershirndruck bleibt daher häufig unerkannt, und Betroffene werden mit der Fehldiagnose Alzheimer zu Pflegefällen. Wir gehen davon aus, dass etwa fünf Prozent der rund zwei Millionen Demenzpatienten eigentlich an einem Altershirndruck leiden.

Kann man denn einen Altershirndruck erkennen, also eindeutig diagnostizieren?
Bei der Erkrankung finden sich aus bislang noch weitgehend unbekannten Gründen erweiterte Hirnkammern. Diese Erweiterung entwickelt sich auf der Basis von untergegangenem Hirngewebe und sorgt damit für die beschriebenen Ausfallerscheinungen. Auf Grund der nicht eindeutigen Symptome ist für die Diagnose eine Kernspintomografie notwendig. So können typische Veränderung des Normaldruckhydrozephalus sichtbar gemacht werden. Eine ergänzende Untersuchung ist die Messung des Hirndruckes über 24 bis 72 Stunden. Der Diagnosesicherung dient ebenfalls die Entnahme von Nervenwasser aus dem Lendenwirbelbereich. Liegt ein Altershirndruck vor, klingen die Beschwerden nach dieser Entnahme in der Regel für einige Zeit ab.

Wäre denn der Altershirndruck als Ursache für Demenzsymptome behandelbar?
Das ist es ja gerade. Anders als die meisten Demenzformen, ist der Altershirndruck behandelbar. Wird ein Altershirndruck rechtzeitig entdeckt, kann eine OP helfen. Dabei setzen Neurochirurgen ein von außen einstellbares Ventilsystem ein, das überschüssiges Hirnwasser über einen Katheter in die Bauchhöhle ableitet. Vielen Betroffenen ermöglicht diese Therapie ein selbstbestimmtes Leben und erspart ihnen das Pflegeheim.

Interviewpartner: Prof. Dr. med. Hans-Werner Bothe, Klinik und Poliklinik für Neurochirurgie des Universitätsklinikums Münster, Albert-Schweitzer-Str. 33, 48149 Münster.

Altershirndruck wird oft nicht ausreichend untersucht.

Achtung: Alkohol ist in hohen Dosen ein Nervengift und schädigt Gehirnzellen.

Hier sollte man auf jeden Fall den Arzt auf den Unfall oder Sturz, auch wenn er länger zurückliegt, aufmerksam machen.

Demenzsymptome können durch Infektionskrankheiten ausgelöst werden. Prinzipiell kann jede Infektion des Gehirns zu Demenzsymptomen führen. Bakterien, Viren oder Pilze lösen Gehirnentzündungen (Enzephalitis) und Gehirnhautentzündungen (Meningitis) aus; Entzündungen werden außerdem durch Eiterbakterien (z. B. Streptokokken), die aus einer Ohr- oder Nasennebenhöhlenentzündung stammend ins Gehirn geschwemmt werden und dort zu einer Infektion führen, verursacht.

Auch Umweltgifte können Symptome einer Demenz verursachen. Gefährlich ist die Aufnahme größerer Mengen von Umwelt- oder Industriegiften wie Blei, Mangan, Quecksilber, Arsen und Lösungsmittel.

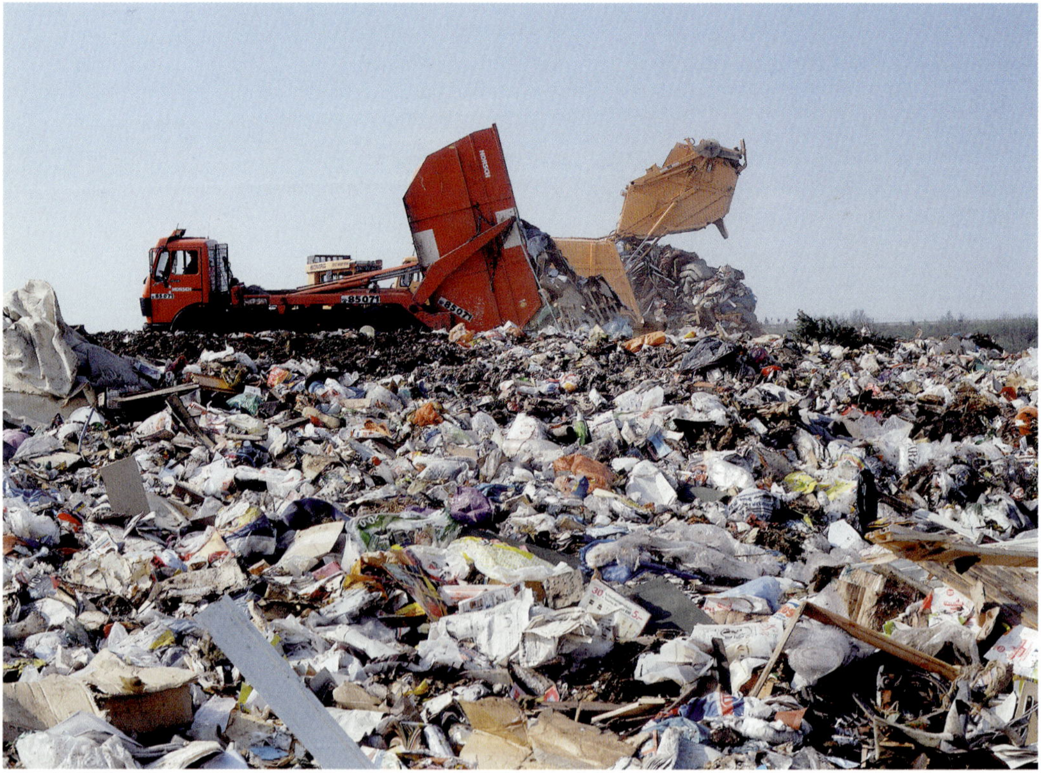

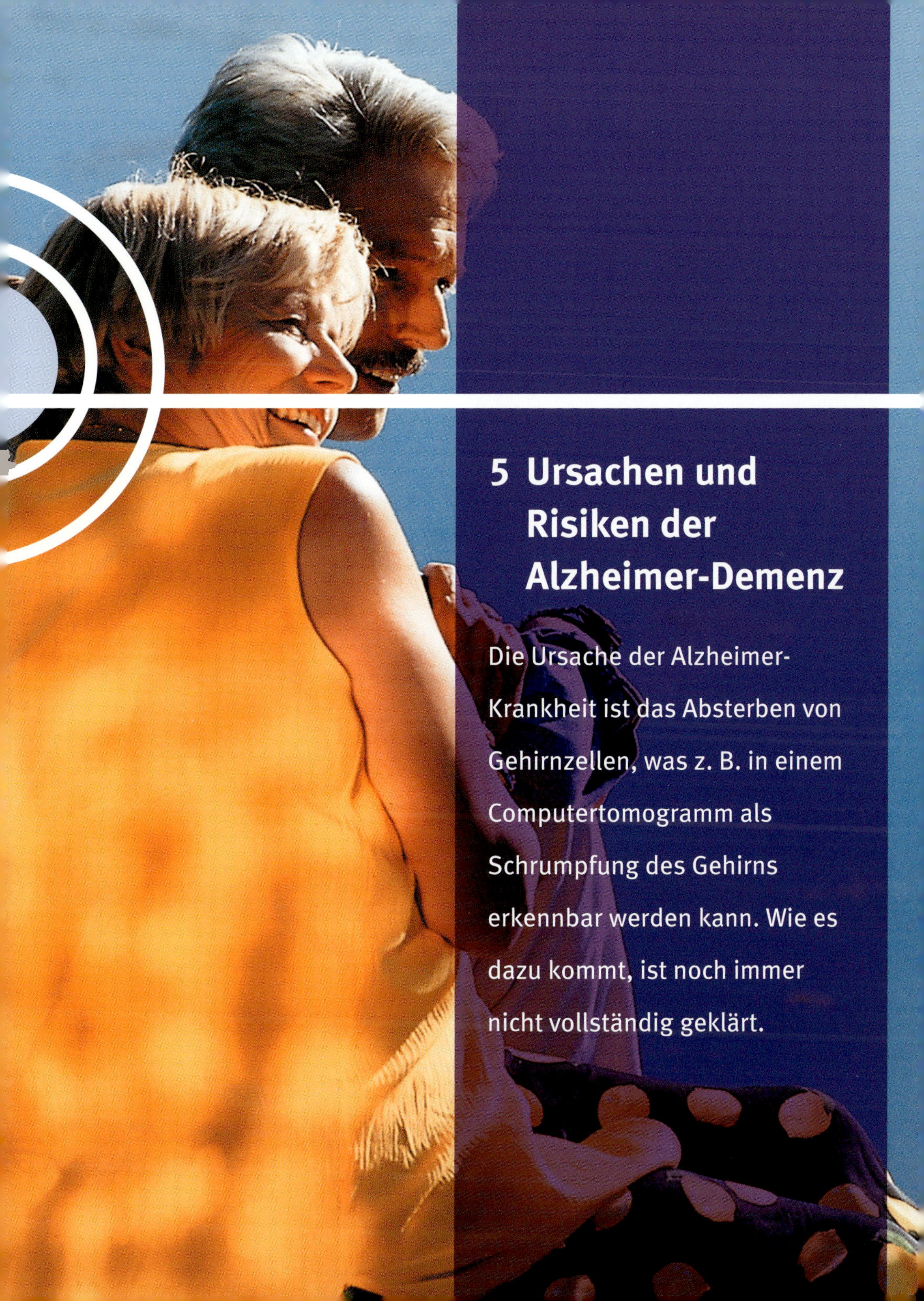

5 Ursachen und Risiken der Alzheimer-Demenz

Die Ursache der Alzheimer-Krankheit ist das Absterben von Gehirnzellen, was z. B. in einem Computertomogramm als Schrumpfung des Gehirns erkennbar werden kann. Wie es dazu kommt, ist noch immer nicht vollständig geklärt.

5.1 Eiweiß-Plaques im Gehirn bei Alzheimer-Kranken

Die Ursache der Alzheimer-Krankheit ist das Absterben von Gehirnzellen, was z. B. in einem Computertomogramm als Schrumpfung des Gehirns erkennbar werden kann. Das Volumen des Gehirngewebes nimmt ab.

Wissenschaftler vermuten, dass die krankhaften Veränderungen im Gehirn von Alzheimer-Patienten bereits 15 bis 30 Jahre vor Ausbruch der ersten Symptome beginnen.

Wie es dazu kommt, ist noch immer nicht vollständig geklärt. Doch man weiß inzwischen, dass sich im Laufe der Krankheit immer mehr der bereits von Alois Alzheimer beschriebenen Eiweißbruchstücke (Amyloide) bilden. Sie lagern sich im Gehirn zwischen den Nervenzellen ab. Diese Ablagerungen (Plaques) verhindern, dass die Nervenzellen miteinander kommunizieren können.

Auch innerhalb der Nervenfasern spielen sich dramatische Veränderungen ab. Dort bilden sich verdrehte Knäuels eines anderen Eiweißstoffes, des Tau-Proteins. An sich ist dieses Protein harmlos, es übernimmt sogar wichtige Aufgaben bei der Impulsweiterleitung von Nervenzellen. Es stützt wie ein Stahlträger bei einem Haus die Nervenfortsätze, die Verbindungswege zu anderen Nervenzellen. Das Protein übernimmt also Aufgaben genau dort, wo Nervenimpulse weitergeleitet werden.

Bei Alzheimer-Patienten nun ist dieses Protein – vermutlich durch eine genetische Fehlsteuerung – so verändert, dass es sich zu Knäueln windet und so seine Stützfunktion verliert. Die Verbindungsstelle zu anderen Nervenzellen bricht zusammen. Die von der

Visite-Info

Entscheidend: Wie viele Gehirnzellen sterben ab?

Verluste an Gehirnzellen kann das Gehirn lange Zeit verkraften, da es insgesamt etwa 20 Milliarden Gehirnzellen enthält. Diese wiederum sind über etwa 100 Billionen Kontaktstellen (Synapsen) miteinander verknüpft. Dank der so genannten Plastizität des Gehirns, der Fähigkeit sich fortlaufend zu verändern und an die Stärke von Reizen anzupassen, können Verluste ausgeglichen werden. Allein beim gesunden Menschen sterben pro Tag 50 000 bis 100 000 Gehirnzellen ab. Sterben aber immer mehr Zellen über kurze Zeit ab, ist diese Plastizität des Gehirns überfordert. Es kommt zu Ausfallerscheinungen.

Versorgung abgeschnittene Nervenzelle stirbt ab.

5.2 Fehlende Botenstoffe im Gehirn

Die beschriebenen Eiweißablagerungen und Proteinknäuel verursachen ein massives Zellsterben im Gehirn und behindern so vor allem die Reizübertragung zwischen den Nervenzellen, die für Lernprozesse, Orientierung und Gedächtnisleistungen unerlässlich ist.

Das kann man heute recht gut nachvollziehen. Denn das Zusammenspiel der Nervenzellen (Neuronen), welches bei der Alzheimer-Krankheit gestört ist, ist bereits erforscht.

Die Kommunikation zwischen Neuronen findet über bestimmte Botenstoffe, so genannte Neurotransmitter, statt. Diese werden in der Nervenzelle synthetisiert, dann bei Bedarf an den Verbindungsstellen zweier Nervenzellen (Synapse) in den dazwischen liegenden Spalt (synaptischer Spalt) abgegeben und von bestimmten Rezeptoren wieder aufgenommen. Passt der Botenstoff zum Rezeptor wie der Schlüssel in ein Schloss, sendet die Nervenzelle ein Signal aus – Kommunikation findet statt.

Viele dieser Synapsen, dieser Nervensignal-Überträgerstellen, gehen durch die „Alzheimer-Plaques" zugrunde.

Es gibt viele unterschiedliche Neurotransmitter im Gehirn. Bei der Alzheimer-Demenz spielt vor allem Acetylcholin eine sehr große Rolle. Bei Alzheimer-Patienten wird im Laufe ihrer Erkrankung immer weniger Acetylcholin produziert, weil genau die Zellen absterben, die diesen Botenstoff herstellen. Der zunehmende Botenstoffmangel macht sich durch Lern- und Erinnerungsstörungen bemerkbar.

Alzheimerkranke produzieren immer weniger Botenstoffe.

5.3 Das Alzheimer-Risiko

Gene

Die Gene scheinen bei der Entstehung der Alzheimer-Erkrankung eine wichtige Rolle zu spielen. Dies fällt jedoch in ein Gebiet, das noch nicht vollständig erforscht ist. Bei Alzheimer-Kranken findet sich die Variante eines bestimmten Gens für ApoE (Apolipoprotein E), das die Bauanleitung für LDL (low density lipoprotein) enthält. LDL hat die Funktion, das Fett Cholesterin im Blut zu den Körperzellen zu transportieren, das dort unter anderem für den Bau von Zellhüllen verwendet wird.

Gene spielen bei Alzheimer eine wichtige Rolle.

Dieses ApoE-Gen kommt in drei häufigen Varianten vor: ApoE 2, ApoE 3 und ApoE 4. Wer ApoE 2 und 3 in sich trägt, hat kein erhöhtes Risiko, an Alzheimer zu erkranken. Wer dagegen ApoE 4 hat, hat laut Statistik ein doppeltes Risiko, irgendwann an Alzheimer zu erkranken. Denn genau diese Genvariante ist dafür verantwortlich, dass es zu den beschriebenen Eiweißknäueln kommt. 30 bis 50 Prozent der Alzheimer-Kranken sind Träger des Gens, aber nur zehn bis 18 Prozent der gesunden Bevölkerung.

Wie sich das Gen auswirkt, scheint altersabhängig zu sein. So zeigt eine italienische Studie: Zwischen 65 und 79 Jahren waren in der Untersuchung mehr Alzheimer-Patienten Träger des gefährlichen Gens als Gesunde. Vor 60 und nach 80 Jahren aber fand sich das Gen bei Alzheimer-Patienten ebenso oft wie bei Gesunden.

Bluthochdruck

Regelmäßige Blutdruckkontrolle ist wichtig, um das Risiko einer Demenzerkrankung zu senken.

Ein erhöhter Blutdruck kann für Menschen mittleren Lebensalters das Risiko, an Alzheimer zu erkranken, erhöhen. Das haben Wissenschaftler ermittelt. Bei Patienten über 65 Jahren scheint hingegen der Bluthochdruck zumindest kein eigenständiger Risikofaktor mehr zu sein. Die Senkung eines erhöhten Blutdrucks gilt jedoch derzeit unter Medizinern als wirksames und vor allem machbares Mittel, um das Risiko einer Demenzerkrankung, auch einer Alzheimer-Demenz, zu senken.

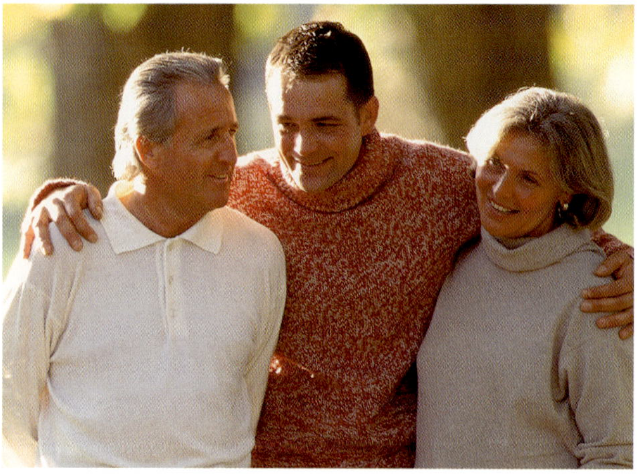

Grundsätzlich gelten Blutdruckwerte ab 140/90 mmHg als zu hoch. Werte, so hat es die WHO festgelegt, die im Ruhezustand stetig über 140 mmHg systolisch (erster gemessener Wert) und diastolisch (zweiter Wert) über 90 mmHg liegen, sind bereits krankhaft.

Visite-Info

Wird Alzheimer vererbt?
Die Angst, dass Alzheimer erblich ist, geht bei so manchem um, der in seiner Familie Alzheimer-Kranke kennt oder sogar betreut. Man fürchtet, selbst einmal von diesem Leiden betroffen zu sein. Die Befürchtung ist unberechtigt, denn die Statistik gibt ein klares Bild. Danach treten nur fünf bis zehn Prozent der gezählten Alzheimer-Fälle familiär gehäuft auf. Eine Ausnahme bilden Alzheimer-Patienten, die vor dem 60. Lebensjahr erkranken. Bei diesen seltenen und sehr speziellen Fällen fanden Wissenschaftler veränderte, mutierte Gene, die für das sehr frühe Auftreten der Erkrankung verantwortlich zu sein scheinen und vererbt werden können.

Bei Werten bis 150/100 mmHg sprechen Ärzte von einem leicht erhöhten Blutdruck, ab 160/100 mmHg wird er als mittelschwer erhöht bezeichnet, ab 160/110 mmHg als stark erhöht.

Das Heimtückische ist, dass hoher Blutdruck meist keine oder nur geringe Beschwerden verursacht. Mindestens 20 bis 30 Prozent der Betroffenen wissen nichts von der Gefahr. Bei anderen ist der erhöhte Blutdruck zwar bekannt, wird aber nicht behandelt. Immerhin bei weiteren 20 Prozent wird er nicht ausreichend gesenkt. Nur ein Drittel der Patienten mit zu hohem Blutdruck ist nach neuesten Therapiestandards korrekt eingestellt.

Problematisch für die frühzeitige Diagnosestellung ist, dass man einen erhöhten Blutdruck meist nicht bemerkt, schon gar nicht, wenn die Erhöhung nur leicht ist. Einige Symptome können aber auftreten und ein Hinweis sein: Kopfschmerzen, Sehstörungen, Übelkeit, Müdigkeit, Leistungsschwäche. Das allerdings sind nicht sehr spezifische Beschwerden. Sie können allein schon durch Stress immer wieder einmal im Alltag auftreten, sollten aber dennoch ernst genommen werden.

Bluthochdruck hat nur bei etwa zehn Prozent der Menschen eine organische Ursache. Schuld sind dann meist chronische Nierenerkrankungen. Bei 90 Prozent der Betroffenen gibt es keinen eindeutigen Grund für den hohen Blutdruck. Bekannt sind allerdings viele Faktoren, die einen hohen Blutdruck begünstigen: Medikamente (Pille, Hormonpräparate gegen Wechseljahresbeschwerden, Rheumamittel, Cortison), Rauchen, verstärkter Alkoholgenuss (mehr als 30 g Alkohol pro Tag), Übergewicht, steigender und kontinuierlicher Stress, Lärm, dauerhaft zu salzige Kost.

Homocystein und Vitamine

Es gibt eine Substanz, für die sich Mediziner seit einigen Jahren immer mehr interessieren: das Homocystein – eine Aminosäure, die sich im Blut nachweisen lässt. In vielen Studien hat sich gezeigt, dass bei einem erhöhten Homocysteinspiegel im Blut (über 15 µmol/Liter) das Risiko für Herzkrankheiten steigt. Sie gilt deshalb seit Kurzem als eigenständiger Risikofaktor für die Entstehung von Arteriosklerose und Herzinfarkt.

Der Mangel an Folsäure und B-Vitaminen ist hauptverantwortlich für einen erhöhten Homocysteinspiegel im Blut.

Homocystein ist ein Zwischenprodukt unseres Stoffwechsel, das normalerweise im gesunden Stoffwechsel innerhalb kurzer Zeit wieder abgebaut wird. Dazu aber benötigt der Organismus ausreichende Mengen an Vitamin B_6, Vitamin B_{12} und Folsäure. Ein Mangel an B-Vitaminen und Folsäure kann also zu erhöhten Homocysteinwerten führen.

Der Vitaminmangel wird meist durch Krankheiten (Schilddrüsenunterfunktion, Diabetes, Krebserkrankungen) oder bestimmte Medikamente verursacht (Nitrate bei Herzkrankheiten, Antiepileptika, die „Pille“, Hormonersatztherapie, schleimlösende Medikamente, L-Dopa bei Parkinson).

Bei Menschen, die häufig Alkohol trinken, steigt der Homocysteinspiegel, während der Folsäurespiegel sinkt.

Gefährdet sind außerdem generell ältere Menschen, Männer über 60 Jahre und Frauen nach der Menopause.

Welche Erfolge Wissenschaftler mit dem Einsatz von Kupfer bei Alzheimer-Patienten in einer Studie erzielt haben, lesen Sie in diesem Kasten.

Visite-Forschung

Kupfermangel führt zu Alzheimer – eine These

Bei Alzheimer-Patienten fällt der Kupferspiegel im Hirngewebe weitaus niedriger aus als bei gesunden Personen. Wissenschaftler sehen nun folgenden Zusammenhang: Ist der Kupferspiegel im menschlichen Gehirn zu niedrig, beschädigt das einen Baustein des „Alzheimer-Eiweißes", das das Gleichgewicht des Kupferstoffwechsels in der Zelle beeinflusst. Der beschädigte Eiweißstoff wiederum bildet dann die schädlichen Alzheimer-Plaques. Die Annahme liegt nahe, dass eine Besserung des Gesundheitszustandes durch eine verstärkte Kupfersalzaufnahme erreicht werden könnte. Diesen aussichtsreichen Therapieansatz mit Kupfer hat eine Arbeitsgruppe um den Biochemiker Gerd Multhaup (Freie Universität Berlin) gemeinsam mit dem Neurobiologen Thomas Bayer (Universität des Saarlandes) entdeckt.

Interessiert haben sich Wissenschaftler aber nicht nur für die Wirkung des Homocysteins im Herz, sondern auch im Gehirn. Denn verschiedene Studien haben gezeigt, dass der Homocysteinspiegel im Alter steigt, während gleichzeitig der Folsäurespiegel sinkt. Hinzu kommt, dass bei Alzheimer-Patienten die Vitamin-B_6- und -B_{12}-Werte häufig erniedrigt sind.

Eine große Untersuchung aus dem Jahre 2002 im Rahmen der so genannten Framingham-Studie stellt fest, „dass ein erhöhter Homocysteinspiegel ein starker, unabhängiger Risikofaktor für die Entwicklung von Demenzen und Alzheimer ist."

Warum das so ist, ist derzeit noch ungeklärt. Eine Hypothese besagt, dass die Fähigkeit der Nervenzellen, Schäden an der Erbsubstanz zu reparieren, durch Homocystein verringert werden könnte. Versagt dieser Reparaturmechanismus, häufen sich in der Erbsubstanz, der DNA, Fehler. Es kommt zu falsch zusammengebauten Eiweißen. Die betroffenen Zellen gehen zugrunde, es kommt also zu einem vermehrten Untergang von Gehirnzellen.

Alzheimer und Diabetes

Ein direkter Zusammenhang zwischen der Zuckerkrankheit und der Alzheimer-Erkrankung kann derzeit nicht hergestellt werden.

Die Ergebnisse entsprechender Untersuchungen sind teilweise fragwürdig und lassen nur Vermutungen zu. So gibt es Untersuchungen, die zu dem Ergebnis kommen, dass Diabetes das Alzheimerrisiko um 30 Prozent erhöht.

Eine andere Studie kommt zu dem Ergebnis, dass ein erhöhter Insulinspiegel, wie er bei Diabetes-Kranken häufig vorkommt, bei älteren Menschen zu einer vermehrten Bildung oder einem geringeren Abbau des „Alzheimer-Eiweißes" (Amyloid) kommt.

Andere Studien beschäftigen sich mit dem Einfluss einer erhöhten Kalorienzufuhr. Im Vergleich von Gesunden und Alzheimer-Kranken zeigte sich im Rahmen einer Studie, dass Personen mit erhöhter Kalorienzufuhr ein höheres Risiko haben, an Alzheimer zu erkranken, als Normalgewichtige. Nun gilt Übergewicht und eine kalorienreiche Ernährung auch als Risikofaktor für Diabetes, weshalb letztendlich Fehlernährung, Übergewicht und Diabetes – oft in Kombination mit Bluthochdruck – auch das Risiko für Alzheimer erhöhen könnten.

Bewegungsmangel und Alzheimer

Zu wenig Bewegung, das ist inzwischen allgemein bekannt, erhöht das Risiko für Übergewicht, Diabetes, Herzkrankheiten und Schlaganfall. Inwieweit auch das Risiko für Alzheimer steigt, war lange Zeit unbekannt. Eine kanadische Untersuchung brachte mehr Licht ins Dunkel. Untersucht wurden knapp 5000 Männer und Frauen über 65 Jahre. Dabei zeigte sich beim Vergleich zwischen Sportfreunden und Sportmuffeln ein deutlicher Unterschied. Gegenüber Männern, die keinen Sport treiben, hatten die sportlich Aktiven ein um 13 bis 39 Prozent geringeres Risiko, an Alzheimer zu erkranken – je nach Trainingshäufigkeit und Trainingsdauer. Sportliche Frauen hatten sogar ein 13 bis 73 Prozent geringeres Risiko.

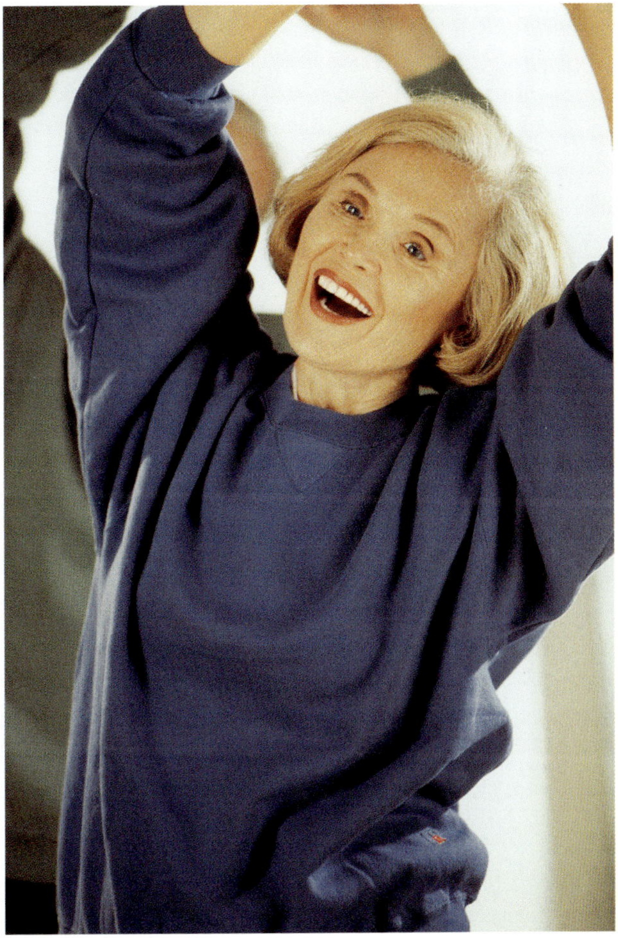

Kontakte, Gespräche und viele optische Eindrücke liefern dem Gehirn wichtige Impulse.

Alzheimer und Rauchen

Rauchen schadet der Gesundheit – ein bekannter Satz, der auf jeder Zigarettenschachtel nachzulesen ist. Die meisten denken dabei an Lungenkrebs, Gefäßerkrankungen, an Raucherbeine, Arteriosklerose, Impotenz, Herzinfarkt und Schlaganfall. Aber auch die Entstehung von Alzheimer wird dadurch begünstigt. Laut einer Studie mit 7000 Niederländern – der so genannten Rotterdam-Studie – tragen Raucher das doppelte Risiko, an Alzheimer oder anderen Demenzformen zu erkranken, wie Nichtraucher.

Alzheimer und geistige Fitness

Es gilt als erwiesen, dass Menschen, die sich geistig fit halten, bessere Möglichkeiten haben, die Abbauprozesse bei der Alzheimer-Erkrankung hinauszuzögern, allerdings nicht zu verhindern.

Eine Studie, die so genannte Einstein-Aging-Studie, hat sich dieser Frage angenommen. Im Ergebnis belegt die Studie zumindest ein Risiko für all jene, die sich im Alltagsleben geistig hängen lassen. Danach hatten Personen mit wenig geistig fördernden Freizeitaktivitäten ein höheres Risiko, an Alzheimer zu erkranken. Wer also gerne liest, Schach oder Mühle spielt, Kreuzworträtsel löst, Musikinstrumente spielt oder Kurse an der Volkshochschule belegt, hat nach dieser Untersuchung ein um sieben Prozent geringeres Alzheimer-Risiko.

Alzheimer und Cholesterin

Mit einem erhöhten Cholesterinspiegel steigt auch das Risiko einer Alzheimer-Erkrankung. Zu diesem Ergebnis kommen Wissenschaftler des Nationalen Genomforschungsnetzes in Deutschland. Sie deckten die Zusammenhänge zwischen einem gestörten Fettstoffwechsel und der Gehirnerkrankung auf.

Ein hoher Cholesterinspiegel im Gehirn kann dazu führen, dass das Alzheimer-Eiweiß, Amyloid, vermehrt gebildet wird, jenes Eiweiß also, welches im Gehirn von Alzheimer-Kranken durch seine Ablagerung zwischen den Gehirnzellen zum Absterben derselben führt.

Bislang war den Forschern nicht bekannt, ob dieses Amyloid auch eine natürliche Aufgabe im menschlichen Körper erfüllt. Die Wissenschaftler haben jetzt herausgefunden, dass das Protein eine wichtige Rolle im Fettstoffwechsel spielt. Verschiedene Formen dieses Eiweißes stehen in einem engen Zusammenhang mit der Zusammensetzung und dem Abbau der Fette in den Nervenzellen. Liegt viel Cholesterin in den Zellen vor, so entsteht vermehrt Amyloid. Dadurch wird in einem nächsten Schritt die Konzentration von Fetten reduziert. Infolgedessen wird auch die Amyloid-Produktion wieder heruntergefahren.

Gerät dieser Regelkreis aus dem Gleichgewicht, kann zu viel Amyloid gebildet werden, und das Risiko einer Alzheimer-Erkrankung könnte damit ansteigen.

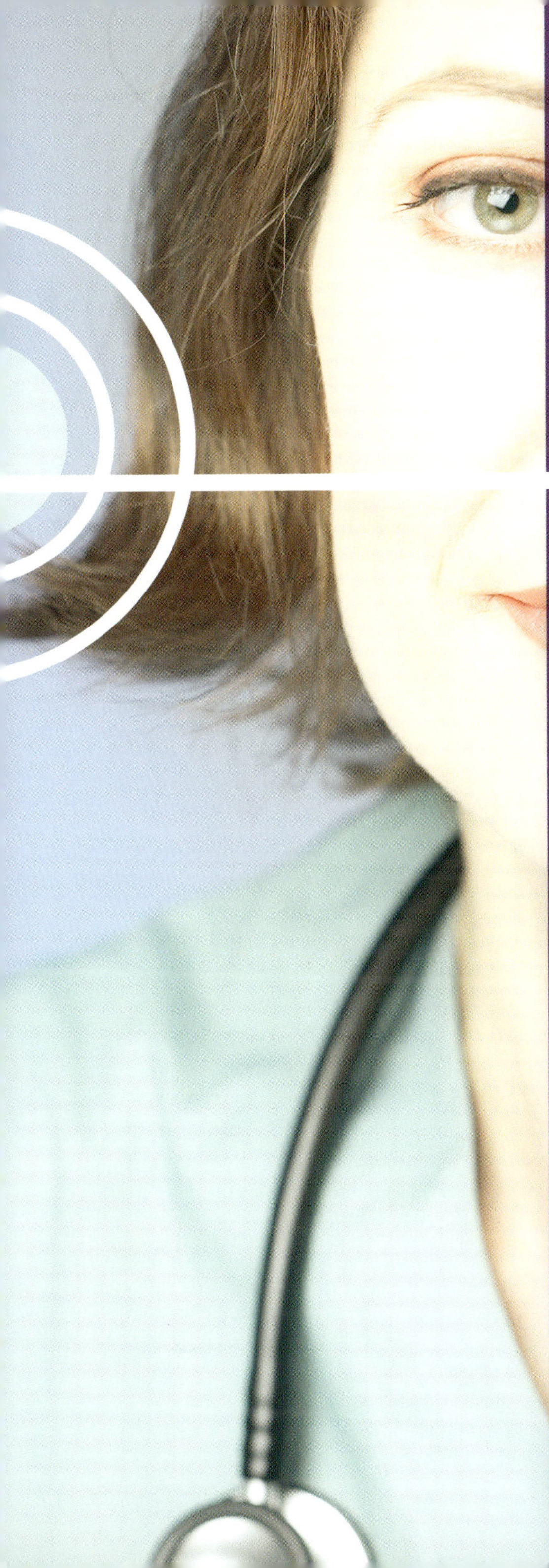

6 Früherkennung, Diagnose und Verlauf von Alzheimer

Alzheimer – diese Diagnose löst bei Betroffenen und Angehörigen gleichermaßen Erschrecken aus. Aber Angst und Unwissenheit sind keine guten Ratgeber. Stattdessen sollte jeder, der mit Alzheimer zu tun hat, möglichst viel darüber wissen. Denn es gibt bis heute zwar keine Heilung, aber mit moderner Medizin und guter Betreuung lässt sich das Fortschreiten der Erkrankung deutlich aufhalten.

Rat und Hilfe gibt es in einer Reihe von Spezialeinrichtungen: Gedächtnissprechstunden, Gedächtnisambulanzen oder Memory-Kliniken genannt.

Im Durchschnitt kontaktieren Alzheimer-Kranke erst drei oder vier Jahre nach dem Auftreten der ersten Symptome einen Arzt.

6.1 Früherkennung ist immer sinnvoll

So früh wie möglich den Arzt aufsuchen, möglichst bei den ersten Symptomen, das gilt für viele Erkrankungen und so auch für Demenzen. Früherkennung ist in jedem Falle sinnvoll, denn bei den so genannten sekundären Demenzen, also Hirnleistungsstörungen, die durch äußere Einflüsse oder andere Krankheiten ausgelöst werden, kann man durch frühes Eingreifen und Beseitigen der

Visite-Forschung

Alzheimer frühzeitig erkennen – durch einen Riechtest

Der Verlust der Riechfähigkeit ist als frühes Symptom von Alzheimer und Parkinson schon seit über zehn Jahren bekannt, die Ursache dafür bisher noch nicht. Es könnte an einem bestimmten Eiweiß liegen, vermuteten Mediziner der Universität von Pennsylvania. Anhaltspunkt ist wieder das bei Alzheimer schon bekannte Protein Tau, das Bestandteil des Stütz- und Transportsystems von Nervenzellen ist. Es wird bei Alzheimer (und auch bei Parkinson) in veränderter Form produziert und findet sich in jenen Gehirnregionen, in denen die Wahrnehmungen der Nase verarbeitet werden, die also den Geruchssinn betreffen. Das Eiweiß könnte dort die Hirnfunktion empfindlich stören, so zunächst die Vermutung der Wissenschaftler. Um diese Vermutung zu überprüfen, veränderten die Wissenschaftler Mäuse so, dass sie die modifizierte Form des Tau-Proteins bildeten. Die Mäuse zeigten, anders als ihre normalen Artgenossen, keinerlei Interesse an unbekannten Düften, wie Vanille oder Pfefferminz. Offensichtlich hatte das veränderte Tau-Protein die Riechfähigkeit zerstört. Ein Riechtest, so folgerten die Wissenschaftler, sei deshalb ein wichtiger Beitrag zur Früherkennung von Alzheimer. Weitere Forschungen haben das inzwischen bestätigt. Ein Nachlassen oder der Verlust des Riechvermögens deutet aber nicht in jedem Fall auf eine beginnende Alzheimer-Erkrankung! In den allermeisten Fällen sind Infektionen, eine Virusgrippe, Nasenpolypen oder Entzündungen der Nasennebenhöhlen Schuld. Wer allerdings eine deutliche Abnahme seines Geruchssinnes (meist verbunden mit Geschmacksverlust) verspürt, sollte das beim Arzt abklären lassen.

Ursache die Krankheit unter Umständen heilen.

Auch ein frühzeitiges Erkennen der Alzheimer-Krankheit kann ihr Fortschreiten durch geeignete Therapien zumindest verzögern. Angehörige können sich zudem besser und qualifizierter vorbereitet auf das Kommende einstellen.

Eine frühe Diagnose wäre also wünschenswert, denn je früher die Ursache für das Nachlassen der Gehirnleistung entdeckt wird, desto besser für den weiteren Verlauf. Oft wird die frühe Diagnose durch Angehörige verhindert, da die typischen Symptome als „altersgemäß" angesehen oder sogar abgetan werden.

6.2 Diagnostik

Beschwerden erfassen

Wird der Hausarzt vom Kranken aufgesucht und mit den Beschwerden einer möglichen Hirnleistungsstörung konfrontiert, wird er sich zunächst auf einfache Weise einen Eindruck verschaffen.

Bewegungsstörungen werden erkannt, wenn der Patient aufsteht, einige Schritte geht und sich wieder hinsetzt. Der Arzt wird auch das Seh- und Hörvermögen überprüfen und erste Fragen stellen, die Hinweise auf eine Gedächtnisstörung geben könnten:

- Welche Tageszeitung lesen Sie?
- Welchen Film haben Sie zuletzt gesehen?
- Wer ist gerade Bundespräsident?
- Wann fängt die Nachrichtensendung an, die Sie am liebsten sehen?

Erhärten die Ergebnisse dieser ersten Befragung den Verdacht auf eine Demenz, wird der Arzt intensiver nachforschen und vor allem Fragen zur geistigen Leistungsfähigkeit stellen. Er möchte dabei vor allem wissen, ob die Leistung im Vergleich zu früher nachgelassen hat oder ob in einigen Bereichen schon immer eine Minderbegabung vorlag. Das geht natürlich nur, wenn Angehörige mit dabei sind oder der Betroffene noch selbst Auskunft geben kann.

Nur durch den Vergleich lässt sich einschätzen, wie groß der bisherige Verlust von Fähigkeiten ist und wie weit die Erkrankung schon fortge-

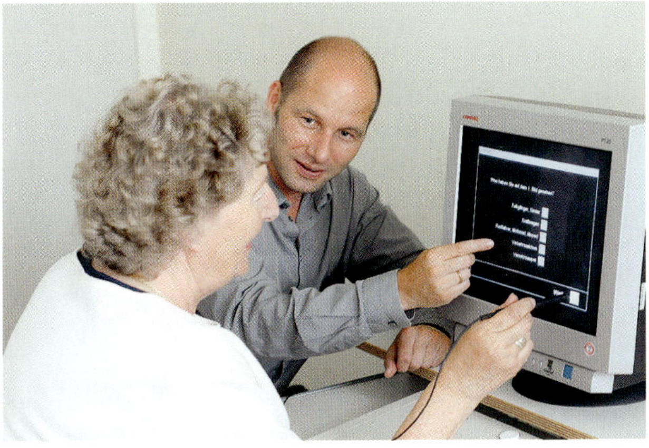

schritten ist. Gut ist es natürlich, wenn der Arzt den Patienten schon jahrelang kennt und betreut und so auf eigene Einschätzungen zurückgreifen kann.

Untersucht wird weiterhin, wie lange die Beschwerden bestehen, ob sie schlagartig aufgetreten sind, ob Symptome wie Schwindel, Lähmungen oder Sehstörungen vielleicht auf einen Schlaganfall verweisen. All das ist wichtig, um eine gefäßbedingte Demenz von einer Alzheimer-Demenz zu unterscheiden.

Ist Missbrauch von Alkohol oder Beruhigungsmitteln Ursache für eine Demenz, ist sie teilweise reversibel.

Durch die verschiedenen Tests sollen Krankheiten ausgeschlossen werden, die ebenfalls mit einer Verminderung der Denkleistung einhergehen.

Wichtig für die Diagnosestellung ist die Auswertung von Fragebögen, die dem Patienten und seinen Angehörigen getrennt vorgelegt werden. Abgefragt werden hier Namen, Tagesereignisse, Haushaltsführung, Einkaufen, Treffen und Einhalten von Verabredungen, Zurechtfinden an weniger bekannten Orten, Sprache, Wortfindung, Medikamenteneinnahme, Autofahren etc. Je größer die Differenz bei der Beantwortung der Fragen zwischen Patient und Angehörigen, desto höher ist die Wahrscheinlichkeit, dass es sich um eine Alzheimer-Demenz handelt.

Folgende medizinische Fragen wird der Arzt bei Verdacht auf Alzheimer stellen:

Wann begannen die Beschwerden? Gibt es einen möglicher Zusammenhang zu einem wichtigen Lebensereignis, zum Beispiel der Verlust eines nahen Angehörigen? Ist dies der Fall, muss der Arzt auch andere psychische Leiden, zum Beispiel eine Depression, in Betracht ziehen. Gibt es einen Zusammenhang mit dem Auftreten einer körperlichen Erkrankung? Wurde zum Zeitpunkt des Beschwerdebeginns eine Änderung der Medikamenteneinnahme vorgenommen? Begannen die Symptome plötzlich oder kamen sie eher schleichend?

Wie war/ist der Verlauf? Ein plötzlicher Beginn zum Beispiel ist oft typisch für eine gefäßbedingte Ursache, insbesondere bei gleichzeitigem Auftreten neurologischer Symptome. Aber auch seltenere Demenzursachen wie der Morbus Wilson (vererbbare Kupferstoffwechselstörung) oder die Creutzfeld-Jakob-Krankheit (durch infektiöse Partikel, Prionen, verursachte Gehirnerkrankung) können akut beginnen.

Der Verlauf unterscheidet die Alzheimer-Demenz nicht nur von gefäßbedingten Demenzen oder seltenen Erkrankungen, sondern auch von der normalen Altersvergesslichkeit. Diese nämlich schreitet kaum fort.

Gibt es familiäre Belastungen? Hier fragt der Arzt besonders nach Erkrankungen mit geklärtem genetischen Erbgang bzw. mit familiärer Häufung, nach Depressionen, Trisomie 21 (Down-Syndrom), Parkinson-Krankheit (Schüttellähmung), Chorea Huntington („Veitstanz", neurologische Erbkrankheit mit unwillkürlichen Bewegungen) oder Morbus Wilson.

Was waren, was sind die ersten Symptome? Gedächtnisstörungen, Vergesslichkeit sind oft das erste Symptom einer Demenz, insbesondere auch der Alzheimer-Demenz. Früheste Zeichen sind oft Auffälligkeiten im Bereich der Sprache und eine verzögerte Gedächtnisleistung.

Bei der Alzheimer-Demenz setzt die Vergesslichkeit schleichend ein und wird daher schnell übersehen. Für die Befunderhebung ist die Frage nach dem Gedächtnis daher bei allen in der Arztpraxis durchgeführten Tests das wichtigste Symptom. Fehler beim Gedächtnistest haben daher eine sehr hohe Bedeutung, um eine Diagnose zu stellen und den weiteren Verlauf der Krankheit einschätzen zu können.

Blutuntersuchung

Um den Ursachen auf den Grund zu gehen und andere Erkrankungen auszuschließen, wird der Arzt auch eine Blutprobe entnehmen und im Labor untersuchen lassen. Folgende Parameter werden dabei abgefragt: rote Blutkörperchen, Blutplättchen, Hämoglobinwert, Werte der verschiedenen Arten weißer Blutkörperchen, Elektrolyte (Kalium, Kalzium, Magnesium, Chlorid), Leber- und Nierenwerte, Zucker, Schilddrüsenhormone, Vitamin-B_{12}- und Folsäure-Spiegel. Manchmal müssen auch noch andere Werte abgefragt werden: Schwermetalle, von Zecken übertragene Borreliose-Bakterien, Drogen u. a.

Die Gehirn-Rückenmark-Flüssigkeit (Liquor) wird untersucht, wenn Demenzsymptome vor dem 55. Lebensjahr auftreten, der Verdacht auf Infektionen des Zentralnervenssystems besteht oder der Patient unter Tumoren mit Bildung von Tochtergeschwülsten (Metastasen) leidet.

In unklaren Fällen werden auch Bluttests zur Analyse von Erbfaktoren oder zur Bestimmung demenzspezifischer Substanzen in der Rückenmarkflüssigkeit veranlasst.

Blutuntersuchungen helfen u. a., andere Erkrankungen auszuschließen.

Internistische Untersuchung

Zur Beurteilung der Verfassung des Patienten und um Risikofaktoren rechtzeitig zu erkennen und auszuschalten, wird meist auch ein Gesamtcheck vorgenommen. Das heißt, das Herz-Kreislauf-System wird untersucht: Ein EKG wird geschrieben und der Blutdruck gemessen. Die das Gehirn versorgenden Gefäße, wie die Halsschlagadern, werden mit Ultraschall untersucht.

Bildgebende Verfahren

Bilder vom Gehirn werden immer dann angefertigt, wenn es darum geht, eine klare Diagnose zu stellen und Ursachen der Demenz zu ermitteln. Mit der Computertomografie (CT) lässt sich das Gehirn schichtweise abbilden. Dabei finden Spezialisten mögliche Ursachen einer Demenz, wie Hirnblutungen oder Tumoren.

Mit der so genannten Magnetreso-

Wortfindungsstörungen und reduzierter Sprachfluss sind Merkmale einer Alzheimer-Demenz.

nanztomografie (MRT) dagegen werden Schäden in den Hirngefäßen festgestellt, die zu Durchblutungsstörungen führen und eine gefäßbedingte Demenz verursachen.

Zeigen sich aber im CT wie im MRT Zelluntergänge im so genannten Hippokampus, der einen wesentlichen Anteil an der Gedächtnisbildung hat, ist dieser Befund typisch für eine Alzheimer-Erkrankung.

Ein EEG (Elektroenzephalogramm) ist ebenfalls nicht unwichtig, besonders wenn Krampanfälle beobachtet wurden. Es misst die Gehirnströme. Die Kurven ergeben bei bestimmten Krankheiten, die ebenfalls Demenzsymptome hervorrufen, typische Muster: die seltene Creutzfeldt-Jacob-Krankheit, durch Herpesviren ausgelöste Hirnentzündungen oder Gehirnschädigungen bei Leberschäden.

6.2.1 Spezialtests für Alzheimer

Hirnleistungstests beim Arzt

Veränderungen von Stimmung, Antrieb und Persönlichkeit sind für sich allein kaum verwertbar für eine eindeutige Diagnose.

Es gibt inzwischen mehrere Kurztests, mit denen auch der Hausarzt das Vorliegen einer Demenz und ihren Schweregrad beurteilen kann.

Die MMSE (Mini Mental State Examination) enthält Fragen zur Orientierungsfähigkeit des Patienten, Fragen nach Uhrzeit, Datum, Wochentag, Monat, Jahreszeit, Namen bekannter Personen (z. B. des Hausarztes), Fragen nach der Stadt, dem Land, in der bzw. dem der Patient lebt, sowie Fragen zum Kurzzeitgedächtnis. Der Patient muss drei Begriffe, die ihm genannt werden, wiederholen können, auch später noch im Gespräch. Bewertet wird mit einer Punkteskala.

Bei Fragen zu Aufmerksamkeit und Rechenleistung wird der Patient gebeten, von 100 fortlaufend sieben zu subtrahieren (93, 86, ...). Die Anzahl richtiger Subtraktionen wird bewertet. Bei einem anderen Test sollen Monate und Jahre vor- und rückwärts aufgesagt werden.

Bei Sprachtests werden Gegenstände gezeigt, die der Patient benennen muss. Der Patient soll Vorgesprochenes wiederholen.

Auf den Dreistufenbefehl hin soll der Patient ein Blatt in die rechte Hand nehmen, falten und auf den Boden legen. Außerdem wird ein Lesetest – der Patient wird gebeten, etwas vorzulesen – sowie ein Schreibtest durchgeführt – der Patient muss einen vollständigen Satz schreiben.

Ein weiterer Test besteht darin, dass der Patient zwei vorgegebene Figuren nachzeichnen soll.

Hachinski-Test

Beim Hachinski-Test fragt der Arzt:

- nach einem plötzlichen Beginn, ob eine plötzliche Verhaltensänderung (Verlust der Sprache, Orientierungslosigkeit, Verwirrtheit) vorliegt, die möglicherweise Folge eines Schlaganfalls ist und nicht im Zusammenhang mit einer anderen Krankheit steht,

- nach schrittweiser Verschlechterung, nach zumindest einem Ereignis, dem ein Verlust von Gedächtnisfunktionen folgte,
- nach Klagen über körperliche Beschwerden, die ärztlich behandelt wurden und trotzdem ohne offenkundige Erklärung weiter bestehen,
- nach Bluthochdruck oder erhöhten Blutdruckwerten mit Überschreiten des ersten Wertes von 170 oder des zweiten Wertes von 100 mmHg,
- nach der Beherrschbarkeit von Gefühlen, nach unangemessenem Lachen oder Weinen,
- nach Schlaganfällen in der Vorgeschichte,
- nach auffälligen nervenärztlichen Befunden, nach Symptomen, die mit örtlichen Funktionsausfällen des Gehirns in Zusammenhang gebracht werden: Unvermögen zu sprechen, einseitige Schwäche einer Körperhälfte, Zittern usw.,
- nach nervenärztlich festgestellten Symptomen wie krankhaften Reflexen oder Ausfällen des Gesichtsfeldes.

Für die einzelnen Fragen des Hachinski-Test werden Punkte vergeben. Die Anzahl der Punkte gibt recht klar wieder, ob es sich um eine Alzheimer-Demenz oder um eine andere, zum Beispiel gefäßbedingte Demenzform, handelt.

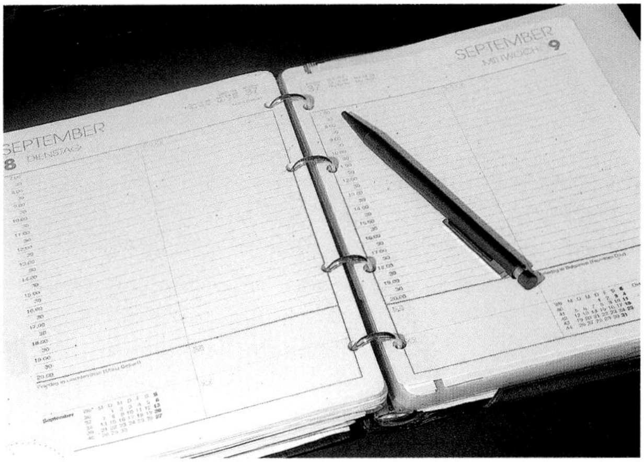

Uhrentest

Beim Uhrentest soll der Patient eine Uhr zeichnen, die 11.15 Uhr anzeigt. Neun Punkte können erreicht werden, wenn der Patient die Zwölf an der richtigen Stelle platziert, zwei Zeiger gezeichnet, die zwölf Ziffern und die korrekte Zeit aufgemalt hat. Bei einer Punktzahl unter sechs liegt ein Verdacht auf eine Störung der Gehirnfunktionen vor.

Tests finden heraus, ob es sich um eine Alzheimer-Demenz handelt.

IADL-Test

Der IADL-Test betrifft die Orientierung des Betroffenen in seiner Alltagsumgebung, in seinem täglichen Leben. Gefragt wird beispielsweise, ob der Patient noch alleine öffentliche Verkehrsmittel benutzt oder eigenständig einkaufen geht, ob er noch selbst kocht und sich selbst anzieht, Kleidung kauft usw.

Der CERAD-Test dauert nur 30 Minuten.

Neuer Test zur Früherkennung

Der CERAD-Test zielt auf das Gedächtnis, aber auch auf das abstrakte Denken ab. Das ist bei beginnendem Alzheimer oft als Erstes gestört. Außerdem kann mit dem neuen Test genauer zwischen normalen altersbedingten Gedächtnisschwächen und einer Demenz unterschieden werden. Denn das Nachlassen der Denkgeschwindigkeit ist ein natürlicher Prozess. Nicht jede Vergesslichkeit muss deshalb Alzheimer sein. Stress, Schlafstörungen und körperliche Erkrankungen können ebenfalls vorübergehende Gedächtnislücken hervorrufen. Umso wichtiger sind zuverlässige Testmethoden, mit denen sich frühzeitig die richtige Diagnose stellen lässt. Das ist der CERAD-Test, der nur 30 Minuten dauert.

6.3 Es ist Alzheimer – Diagnosemerkmale

Der Arzt wird höchstwahrscheinlich eine Alzheimer-Demenz diagnostizieren, wenn die psychologischen und geistigen Tests folgende Merkmale aufweisen:

- Mängel in mindestens zwei Gedächtnisleistungen und deren fortschreitende Verschlechterung
- Keine Bewusstseinstrübung
- Auftreten der Symptome zwischen 40 und 90 Jahren, am häufigsten über 65 Jahren
- Ausschluss allgemeiner oder anderer Gehirnkrankheiten, die direkt oder indirekt für die fortschreitenden Ausfälle der Gedächtnisfunktionen verantwortlich sein könnten
- Fortschreitende Verschlechterung in Sprache, Bewegung und Wahrnehmung
- Beeinträchtigung der täglichen Aktivitäten und Verhaltensänderung
- Fälle in der Familie
- Unauffällige Untersuchung der Gehirnflüssigkeit (Liquor)
- EEG unauffällig oder untypische Veränderung
- Fortschreitende Schrumpfung des Gehirns in wiederholten Untersuchungen des Gehirns mit CT und MRT
- Begleitsymptome wie Trugbilder, Wahnvorstellungen, Blasen-, Darmschwäche, Schlaflosigkeit, Depression

Diese Symptome sind nicht typisch für die Alzheimer-Krankheit:

- Plötzliches, schlagartiges Auftreten der Ausfälle
- Nervenausfälle wie Halbseitenlähmung, Einschränkung des Gesichtsfeldes, Störungen des Bewegungsablaufes im frühen Krankheitsstadium
- Krampfanfälle oder Gangstörungen in der Anfangsphase der Krankheit

6.4 Ist es Alzheimer oder nicht?

Alzheimer oder Depression?

Der Beginn einer Alzheimer-Demenz ist allmählich, die Dauer ist chronisch, es gibt keine psychische Vorgeschichte, die auftretenden Probleme werden negiert. Beim Beantworten der Testfragen bemüht sich der Patient. Seine Stimmung schwankt täglich, die Denkleistung verschlechtert sich zunehmend. Der Gedächtnisverlust betrifft zunächst nur das Kurzzeitgedächtnis, später auch das Langzeitgedächtnis; der Verlust ist nicht rückgängig zu machen. Die Reihenfolge der Veränderungen: zuerst Verlust des Gedächtnisses, dann die Änderung des Verhaltens. Der Patient wird unsozial und unkooperativ.

Der Beginn einer Depression ist abrupt, die Dauer ist in der Regel begrenzt, es gibt eine psychische Vorgeschichte. Der Patient zeigt seine Probleme auf; in den Tests beantwortet er die Fragen oft mit „ich weiß nicht". Die Stimmung ist relativ konstant, die Denkleistung kehrt in der Regel wieder zu-

Eine Alzheimer-Demenz hat keine psychische Vorgeschichte.

Krankheit	Typische Symptome	Alzheimer-Krankheit
Fronto-temporale Demenz	Verhaltens- oder Persönlichkeitsveränderungen vor Demenz, frühe Sprachstörung, Beeinträchtigung des Gedächtnisses nicht so stark, früheres Auftreten der Symptome	zuerst Gedächtnisstörung, die später noch zunimmt
Lewy-Körperchen-Demenz	wechselnde Symptome, Schwankungen der geistigen Leistungsfähigkeit, bildhafte, lebendige Halluzinationen, plötzlich auftretende Störungen des Bewegungsablaufes	typisches Auf und Ab, wechselnde Trugbilder, Störungen des Bewegungsablaufes erst im Spätstadium
Parkinson-Syndrom	Störungen des Bewegungsablaufes, Zittern (mindestens ein Jahr vor Beginn der Gedächtnissymptome)	Störungen des Bewegungsablaufes erst im Spätstadium, kein Parkinsonzittern
Depression	detaillierte Beschwerden, bleibende schlechte Stimmung, gibt leicht auf, normale Orientierung und Sprache	weniger bestimmte Beschwerden, weniger bleibende schlechte Stimmung, keine Verbesserung durch Ermutigung und Zeit

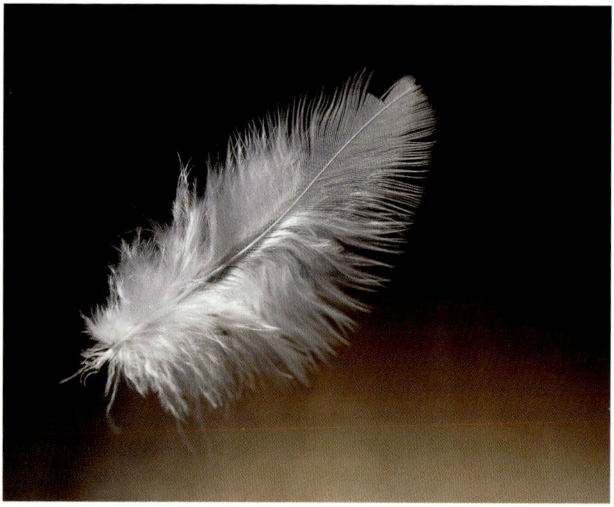

rück, der Verlust von Kurzzeit- und Langzeitgedächtnis ist reversibel. Zuerst kommt die Depression, während das Verhalten klagend-jammernd, konfus, desorientiert ist und von Schlafstötrungen und Appetitmangel begleitet wird.

Alzheimer oder geistige Verwirrtheit?

Der Beginn der Verwirrtheit ist abrupt, dauert Tage bis Wochen und ist reversibel. Orientierungsprobleme treten früh auf, die Symptome sind stark schwankend, während sie bei der Demenz relativ stabil sind. Die körperlichen Veränderungen sind stark ausgeprägt. Es liegt eine Bewusstseinstrübung vor und die Aufmerksamkeitsdauer ist verkürzt. Der Schlaf-Wach-Rhythmus wechselt stündlich; beim Bewegungsablauf ist von überaktiv bis fast bewegungslos alles möglich.

Alzheimer, Parkinson oder eine andere seltene Erkrankung?

Typisch bei Parkinson sind Störungen des Bewegungsablaufes mit Gangstörungen, Zittern der Muskeln und Steif-

Visite-Info

Diagnose „Demenz“ – Kriterien der WHO

Es müssen verschiedene Bedingungen erfüllt sein, damit der Arzt die Diagnose „Demenz“ stellen kann. Nach dem Kriterienkatalog der WHO liegt eine Demenz vor, wenn:

1. eine Gedächtnisstörung nachweisbar ist,
2. mindestens eine der folgenden Störungen besteht: zentrale Sprachstörung, Störung in den Bewegungsabläufen, Nichterkennen von Gegenständen, Planungsunfähigkeit, starke Einschränkungen beim Organisieren und Abstrahieren,
3. der Betroffene bestimmte Alltagstätigkeiten nicht mehr verrichten kann,
4. eine Psychose mit Halluzinationen, Aufmerksamkeits- und Orientierungsstörungen ausgeschlossen wurde,
5. eine Depression oder Schizophrenie als Ursache ausgeschlossen wurden.

heit der Glieder, mangelnde Mitbewegungen. Die körperlichen Beeinträchtigungen gehen den Störungen des Gedächtnisses typischerweise voraus.

Frühe Verhaltensauffälligkeiten, eine geringe Krankheitseinsicht, sehr frühe Sprachstörungen bei anfangs noch erhaltener Gedächtnisleistung sind typisch für die Pick'sche Krankheit, eine Form der frontotemporalen Demenz.

Die Lewy-Körperchen-Demenz ist eine fortschreitende Demenz, typisch sind hier einprägsame optische Trugbilder, parkinsonartiges Zittern und ein starker Wechsel des Aufmerksamkeitsgrades. Häufig sind Stürze, und die Patienten werden von Wahnideen geplagt.

Sehr selten ist die durch eine Infektion mit so genannten Prionen verursachte Creutzfeldt-Jacob-Demenz. Die Krankheit schreitet rasch fort. Typisch sind Störung des Bewegungsablaufs und Muskelzucken und das Hirnstrombild (EEG) ist charakteristisch.

Vergesslichkeit oder Alzheimer?

Es ist nicht immer leicht und für einen Laien oft undurchschaubar: Wo liegen die Grenzen zwischen einer normalen Alltagsvergesslichkeit und Frühformen der Demenz? Wann sollte man stärker hinhören, aufmerksam werden, zum Arzt gehen – selbst, mit dem Angehörigen oder dem Freund?

Wenn der Wohnungsschlüssel wieder einmal verlegt wurde, ist das unangenehm, aber kein Grund zur Aufregung. Das kann jedem einmal passieren. Aufmerksam sollte man aber werden, wenn er in der Tiefkühltruhe oder im Backofen liegt. Das könnte ein Anzeichen für Alzheimer sein.

Das Essen ist angebrannt, man hat einfach über der Arbeit, über dem Zeitunglesen oder einem Telefonat vergessen, dass etwas auf dem Herd steht. Auch das ist keine krankhafte Gedächtnisstörung. Denn wer dement ist, weiß überhaupt nicht mehr, dass er kochen wollte und fragt sich vor dem Herd stehend, wer das Essen aufgesetzt hat – auch wenn niemand in der Wohnung ist außer ihm selbst.

Vergesslichkeit wird von Laien oft mit Frühformen der Demenz verwechselt.

6.5 Verlauf der Alzheimer-Krankheit

Typisch für die Alzheimer-Erkrankung sind ein schleichender Verlauf und ein stetiges Fortschreiten der Erkrankung.

Vom Auftreten der Symptome bis zum Tod dauert die Alzheimer-Erkrankung im Durchschnitt sieben Jahre.

Der Abbau der Fähigkeiten erfolgt nach heutigem Kenntnisstand in drei Phasen. Es beginnt sehr langsam, die Anfänge bleiben für Betroffene wie Angehörige und sogar für den behandelnden Hausarzt meist unbemerkt. In der zweiten Phase allerdings erfolgt dann ein rapider Verlust zahlreicher geistiger Fähigkeiten, der auch von Außenstehenden bemerkt wird.

Danach erfolgt der Abbau wieder langsamer bis schließlich zum Tod. Dabei stirbt der Leidende nicht an Alzheimer, sondern an Krankheitsprozessen,

Das wichtigste Warnsignal für den Beginn einer Alzheimer-Demenz ist eine rasch zunehmende Gedächtnisstörung.

die durch die Schwächung und lange Bettlägerigkeit ausgelöst werden: Lungenentzündung, Herzschwäche oder das Versagen mehrerer Organe.

6.5.1 Stadien der Alzheimer-Krankheit

Stadium null: 20 Jahre vor Ausbruch der Symptome

Dieses Stadium der Krankheit wird medizinisch präklinische Phase genannt und ist von folgenden Merkmalen gekennzeichnet:

Prozesse im Gehirn:
Die folgenschweren Prozesse nehmen bereits ihren Lauf. Zwischen den Nervenzellen lagern sich Eiweißbruchstücke, Amyloide, ab. Andere Eiweiße verdichten und verdrehen sich zu undurchdringlichen Knäueln.

Die frühe Phase dauert in der Regel zwei bis vier Jahre.

Symptome:
- Noch sind keine Gedächtnissymptome feststellbar, weder für den Betroffenen selbst noch für Außenstehende.
- Die Alltagsaktivitäten sind nicht gestört, körperliche Symptome sind nicht vorhanden. Noch ahnt niemand etwas von der schleichenden Gefahr.

Diagnose:
Keine.

Erstes Stadium: die „Vordemenz“

Das erste Stadium nennen die Ärzte prädementes Stadium, noch sprechen sie also nicht von Demenz, sondern von einem Vorstadium der Demenz.

Prozesse im Gehirn:
Im Hippokampus sind bereits Nervenzellen abgestorben, in jenem Teil des Gehirns also, der für Lernen, Gedächtnis und Erinnerung zuständig ist.

Symptome:
Die Symptome sind zwar bereits vielfältig, werden in der Regel aber noch kaum bemerkt.
- Der Betroffene erscheint mitunter verwirrt, hat zunehmend Schwierigkeiten, sich Namen und Orte zu merken, und gilt als vergesslich.
- Der Betroffene weiß manchmal nichts mehr mit Zahlen anzufangen, notierte Telefonnummern kann er nicht mehr als solche identifizieren.
- Abstraktes, rationales Denken fällt ihm zunehmend schwerer.
- Das Kurzzeitgedächtnis lässt nach, der Betroffene wiederholt Sätze oder Tätigkeiten, die er gerade zuvor gesagt oder getan hat.
- Neue Informationen können nur noch schwer gespeichert werden.
- Plötzlich fehlen Worte, einfache Gegenstände können nicht mehr benannt werden, und der Ausdruck ist nicht mehr präzise. Der Betroffene versucht deshalb, sich mit Umschreibungen verständlich zu machen.
- Das Denkvermögen ist gemindert,

besonders beim Schlussfolgern und Urteilen.

- Die vertraute Umgebung wird plötzlich fremd.
- Das Zurechtfinden in fremder Umgebung fällt schwer.
- Persönliche Dinge werden immer öfter an scheinbar unsinnige Orte verlegt.
- Die zeitliche Orientierung lässt nach, der Betroffene weiß nicht mehr, um welchen Tag, Monat, um welches Jahr es sich handelt.
- Angehörige bemerken eine Veränderung im Charakter, Wechselhaftigkeit in den Gefühlen, Antriebslosigkeit, Ängstlichkeit oder Entscheidungslosigkeit.
- Es kommt zu scheinbar grundlosen Stimmungsschwankungen, ein zuvor immer liebenswerter Mensch wird zum Beispiel immer öfter zänkisch oder hat keinen Spaß mehr an lang gepflegten Hobbys.

Begleitsymptome:

- Betroffene ziehen sich aus ihren sozialen Bindungen zurück, isolieren sich, vereinsamen. Das sind früheste Anzeichen einer Demenzerkrankung.
- Die Betroffenen verfallen nicht immer in „tiefe" Depression, daher sind diese Anzeichen auch schwieriger zu deuten. Es sind oft eher Verstimmungen, wenn sich der Betroffene überfordert fühlt. Er ist häufig niedergedrückt, interessenlos, ermüdet schnell oder ist pessimistisch.

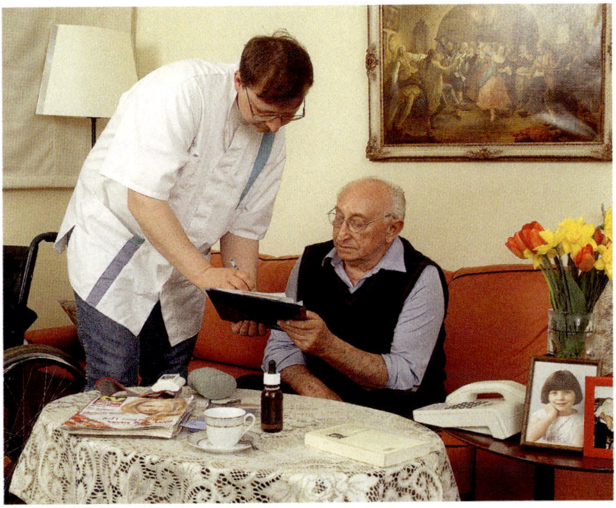

- Schlafstörungen sind häufig. Bei der Demenz kommt es oft zu einer vollständigen Umkehr des Tag-Nacht-Rhythmus. Die Schlafphasen verändern sich, der Tiefschlaf nimmt ab und der Traumschlaf nimmt zu.
- Die Ängste, die der Demenzkranke in der Frühphase entwickelt, sind verständlich, denn er bemerkt in dieser Phase den Abbau noch selbst! Er sorgt sich um seine finanzielle Lage, um seine Angehörigen, fürchtet sich vor der eigenen Hilflosigkeit und dem Alleinsein, hat Angst vor der Zukunft.

Diagnose:

Eine klare Diagnose auf Grund zahlreicher Tests und Untersuchungen durch den Hausarzt oder Neurologen ist in dieser Phase möglich.

Beim Auftreten mehrerer der beschriebenen Symptome sollte der Betroffene alleine oder in Begleitung eines Angehörigen unbedingt den Arzt aufsuchen.

Zweites Stadium: die leichte bis mittelgradige Demenz

Eine selbstständige Lebensführung ist jetzt nur noch mit erheblichen Einschränkungen und mit Hilfe anderer Menschen möglich.

Prozesse im Gehirn:

Der Nervenzellenverlust greift über auf Schläfen- und Scheitellappen.

Symptome:

Die Symptome sind jetzt sehr deutlich und auch für jeden Außenstehenden unübersehbar.

- Der Patient vergisst die Namen vertrauter Personen.
- Der Schwund von Alltagsfunktionen zeigt sich beim Ankleiden, im Bad, beim Essen, auf der Toilette.

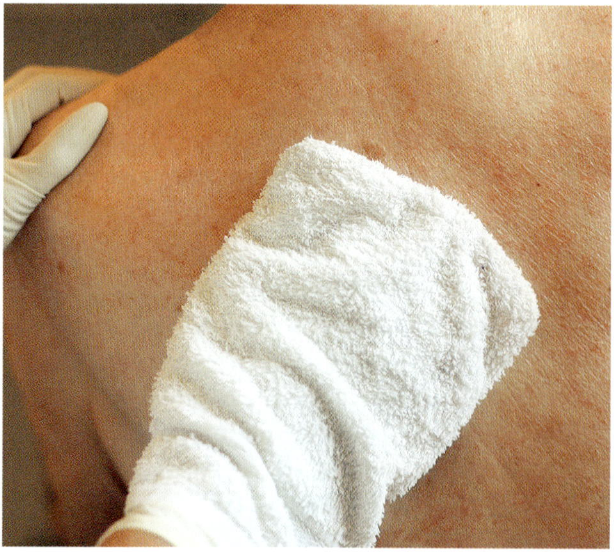

- Sprache und praktisches Handeln sind gestört.
- Der Patient verirrt sich im eigenen Haus.
- Der Verlust der Wahrnehmung kann zu Sinnestäuschungen oder Wahnvorstellungen führen; der Patient sieht z. B. nicht vorhandene Personen, leidet unter Unruhe und Aggressionen, wandert getrieben umher, schreit, droht. Das kann bis zur Selbstzerstörung gehen oder auch bis zum tätlichen Angriff auf Personen im unmittelbaren Umfeld.
- Der Antrieb ist gestört, der Kranke neigt zu Depression oder Antriebsmangel, er kann in völlige Lethargie und Teilnahmslosigkeit verfallen oder auf der anderen Seite unruhig und getrieben sein.
- Vergangenheit und Gegenwart kann der Betroffene in diesem Stadium wegen des verlorenen Zeitgefühls nicht mehr unterscheiden.
- Das Gedächtnis schwindet immer weiter, der Betroffene hat Probleme, verständlich zu sprechen, logisch zu denken, er wiederholt oft stereotyp und automatenhaft Redensarten oder Wörter, die er irgendwo aufgeschnappt hat.
- Die Betroffenen können eigene Gedanken nicht mehr in Worte fassen, nicht einmal mehr mit sich selbst kommunizieren, sie nehmen sich als Person nicht mehr wahr, können weder nach außen noch nach innen kommunizieren.
- Nach längerer Krankheitsdauer geht

das Sprachverständnis ganz verloren, es kommt zu sinnlosem rhythmischem Gemurmel. Am Ende bleiben nur noch stumme, rhythmische Bewegungen der Sprechmuskulatur.

Begleitsymptome:

- Krampfanfälle, epileptische Anfälle, können als Folge der fortschreitenden Zerstörung von Hirnregionen auftreten. Dabei verkrampft sich die gesamte Muskulatur, oder es kommt zum Wechsel von Krampf und Entspannung (Schütteln) und zum Bewusstseinsverlust.
- Wahnvorstellungen sind eher für das späte Stadium kennzeichnend, können sporadisch aber schon auftreten. Der Kranke schiebt dann quasi als Schutzreflex die auftretenden Unzulänglichkeiten anderen „in die Schuhe", z. B. wenn etwas verlegt wurde, hat es ein Angehöriger oder die Pflegerin weggenommen.
- Der Kranke erkennt sich selbst im Spiegel nicht mehr, er redet mit Personen im Raum, die nicht vorhanden sind. Den Ehepartner hält er für eine andere Person, spricht ihn mit anderem Namen an, er denkt, er ist an einem fremden Ort statt in der eigenen Wohnung oder umgekehrt.
- Er redet kaum noch, hat eine ausdruckslose Mimik.
- Ungewolltes Einnässen (Inkontinenz) kommt jetzt hinzu.
- Der Gang wird unsicher, nur noch kleine Schritte sind möglich. Die Betroffenen schlurfen, machen nur noch steife Bewegungen. Das Aufstehen aus dem Bett geht nicht mehr, das Risiko von Stürzen steigt.

Drittes Stadium: die fortgeschrittene Demenz

Das Endstadium ist nach vier bis 14 Jahren erreicht.

Prozesse im Gehirn:

Auch im Stirnlappen ist es zu einem hochgradigen Nervenzellenverlust gekommen.

Symptome:

Die Symptome sind jetzt sehr drastisch und machen für viele Angehörige eine weitere Pflege zu Hause unmöglich.

Im weiteren Verlauf wird das Langzeitgedächtnis immer mehr in Mitleidenschaft gezogen, alte Erinnerungen gehen verloren.

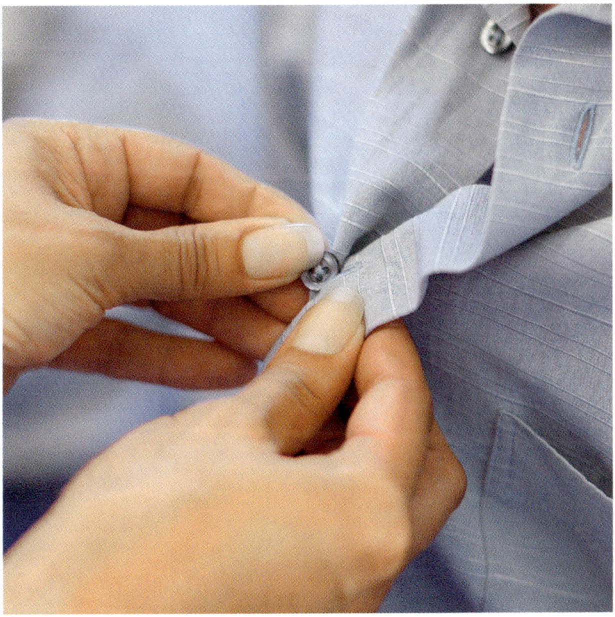

Die späte Phase der ständigen Pflegebedürftigkeit dauert ca. ein bis drei Jahre.

- Das Gedächtnis speichert keine Informationen mehr, auch das Langzeitgedächtnis ist ausgelöscht.
- Eine selbstständige Lebensführung ist nicht mehr möglich, es besteht eine totale Abhängigkeit von der Familie oder anderen Bezugspersonen.
- Der Patient ist unfähig, sich selbst oder andere zu erkennen.
- Er ist unruhig und aggressiv.
- Extreme Stimmungsschwankungen sind häufig.
- Die Sprache ist reduziert auf wenige Wörter oder ganz verloren.
- Gleichförmige, automatenhafte Wiederholungen zeigen sich jetzt auch in Körperbewegungen: stereotype Wischbewegungen, Nesteln, Zupfen, Reiben, Pendelbewegungen des Kopfes, Kletterbewegungen.

Begleitsymptome:

- Essen fällt, auch mit Hilfe, immer schwerer, Schluckstörungen treten auf.
- Schleppender, kleinschrittiger Gang, die Gefahr von Stürzen steigt.
- Kontrollverlust über Blase und Darm, Harn- und Stuhlinkontinenz
- Krampfanfälle
- Bettlägerigkeit
- Im Spätstadium Weinkrämpfe, Wutausbrüche auf Grund von Wahnvorstellungen, das Gehirn spielt im wahrsten Sinne verrückt.

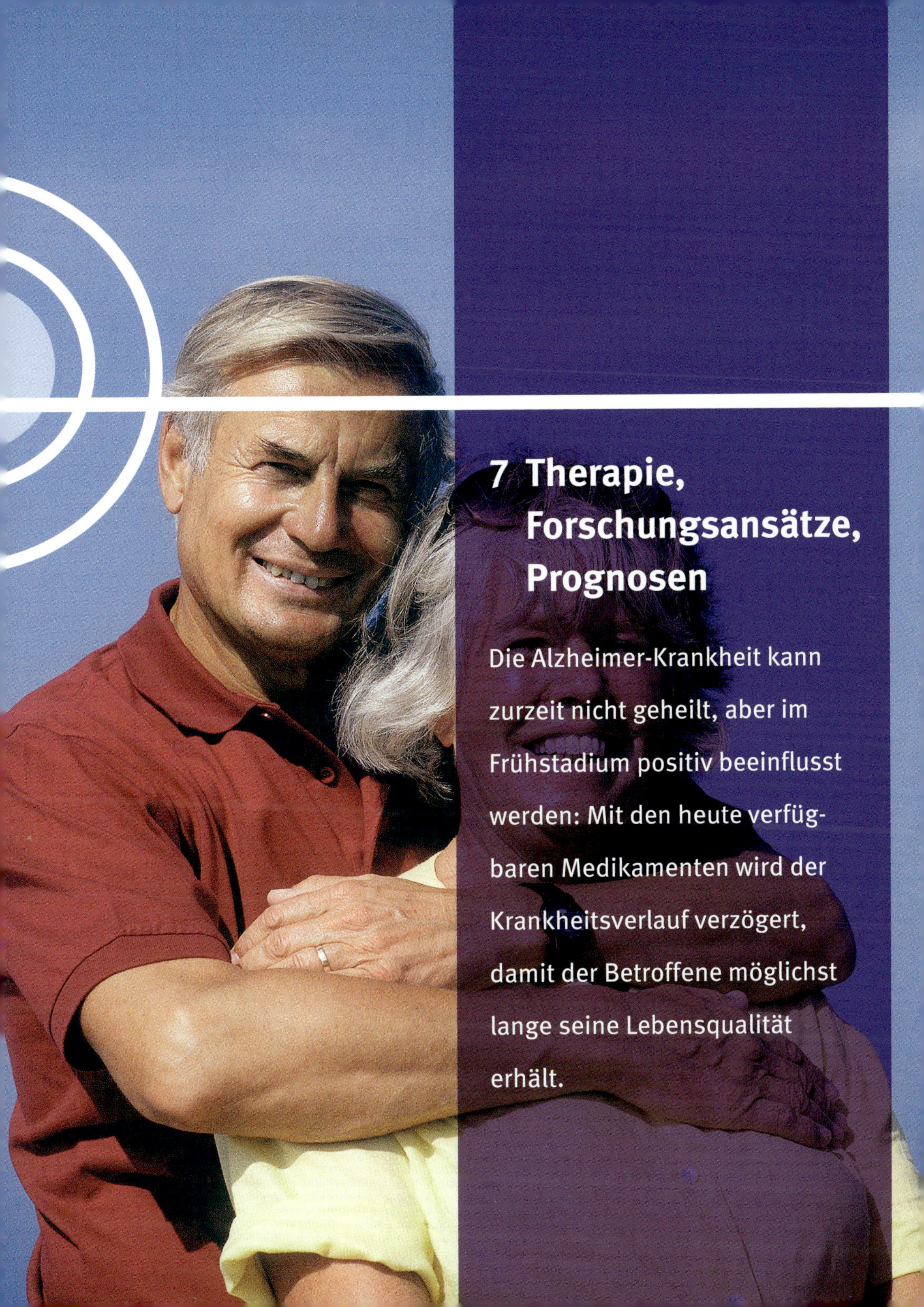

7 Therapie, Forschungsansätze, Prognosen

Die Alzheimer-Krankheit kann zurzeit nicht geheilt, aber im Frühstadium positiv beeinflusst werden: Mit den heute verfügbaren Medikamenten wird der Krankheitsverlauf verzögert, damit der Betroffene möglichst lange seine Lebensqualität erhält.

Demenzen wie die Alzheimer-Krankheit sind nicht heilbar. Man kann heute aber viel tun, um den Verlauf der Erkrankung zu verzögern. Es gibt hilfreiche Behandlungsmöglichkeiten, die dazu beitragen können, die Lebensqualität der Betroffenen zu verbessern und auch die Angehörigen zu entlasten. Dazu gehören Medikamente, bestimmte psychologische Verfahren sowie die Anpassung der äußeren Lebensumstände. Hauptziel jeder Therapie sollte es sein, dem Erkrankten möglichst viele gute Tage zu verschaffen. Deshalb wird der Arzt nach gesicherter Diagnosestellung einen Gesamtplan für die Behandlung erstellen und mit dem Kranken sowie seinen Angehörigen abstimmen. Der Gesamtplan ist deshalb so wichtig, weil die Demenz bei älteren Patienten oft nicht die einzige behandlungsbedürftige Krankheit ist. Natürlich müssen zunächst jene Erkrankungen und Störungen diagnostiziert und behandelt werden, die zu einer Demenz führen können.

Bei der Alzheimer-Demenz sind die Ursachen heute noch nicht endgültig geklärt. Daher gibt es bisher keine Therapie, die die Ursache bekämpfen, also die Erkrankung heilen könnte.

Ziel der Behandlung ist es, die geistige Leistungsfähigkeit so lange wie möglich aufrecht zu erhalten. Verhaltensauffälligkeiten sollen gelindert werden. Der Patient soll in die Lage versetzt werden, alltägliche Tätigkeiten wie Ankleiden und Essen selbst zu erledigen und so lange wie möglich aktiv zu bleiben.

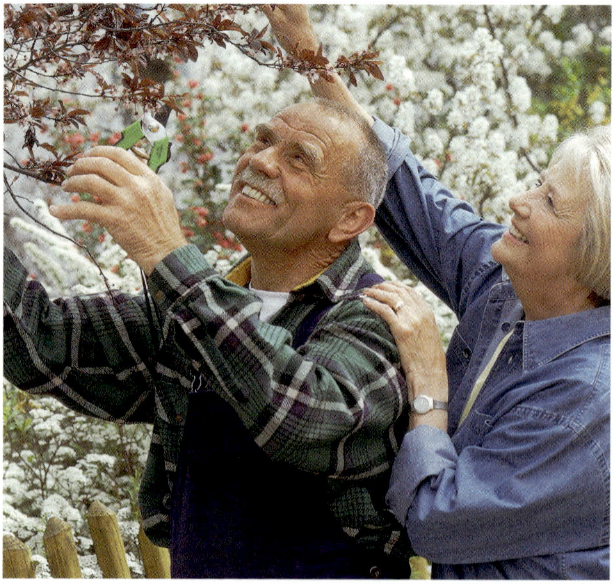

7.1 Medikamentöse Therapie

7.1.1 Medikamente gegen Alzheimer

Der Einsatz spezieller Medikamente ist vor allem bei leichter bis mittelschwerer Alzheimer-Demenz sinnvoll. Obwohl etliche Arzneimittel gegen nachlassende Gedächtnisleistung erhältlich sind, bleibt dennoch die Zahl der wirksamen Mittel begrenzt. Dafür gibt es verschiedene Gründe: Zum einen ist die Wirkung nicht immer überzeugend nachgewiesen, zum anderen kann das Auftreten von Nebenwirkungen die Lebensqualität der Patienten unter Umständen stark beeinträchtigen.

Eine ideale medikamentöse Behandlung müsste am eigentlichen Krankheitsgeschehen ansetzen, da aber die ursprünglichen Verursacher der Krankheit nicht bekannt sind, ist eine Ursachenbehandlung noch nicht machbar. Daher beschränken sich alle Behandlungsmethoden, auch der Einsatz von Medikamenten, darauf, den Krankheitsprozess zu verlangsamen, zu dämpfen und zu beruhigen. So wird dem Patienten zumindest ein längeres Verbleiben in seiner gewohnten Umgebung ermöglicht.

Die im Folgenden genannten Medikamente werden bei der Therapie zur Verbesserung der Gedächtnisleistung mit unterschiedlichem Erfolg eingesetzt.

Antidemenzmittel im frühen Stadium der Alzheimer-Krankheit

Cholinesterasehemmer

Cholinesterasehemmer verhindern den Abbau des Nervenbotenstoffes Acetylcholin, der durch die demenzbedingten Abbauprozesse nur noch unzureichend gebildet wird. Dadurch ist zumindest eine Zeit lang noch mehr von jenem Stoff im Gehirn vorhanden, der für die Kommunikation der Nervenzellen wichtig ist. Diese zur Zeit modernsten Alzheimer-Medikamente können den Mangel an Acetylcholin zumindest teilweise ausgleichen, indem sie den Abbau von Acetylcholin im Gehirn verlangsamen.

Drei Wirkstoffe aus der Gruppe der so genannten Cholinesterasehemmer werden hierbei eingesetzt: Donepezil, Galantamin und Rivastigmin. Bei allen drei Wirkstoffen ist die Wirksamkeit jedoch nur im leichten bis mittelschweren Stadium belegt, und nur für diese Fälle sind sie zur Behandlung zugelassen. Bei rechtzeitigem Einsatz können sie den Krankheitsverlauf um 40 bis 50 Wochen verzögern.

Die Wirksamkeit der Cholinesterasehemmer ist gut erforscht. Mit diesen Mitteln kann mehr erreicht werden als eine Steigerung gewisser geistiger Leistungen. Die Behandlung mit diesen Substanzen bewirkt, dass Alltagsfähigkeiten weniger rasch verloren gehen als bei nicht behandelten Betroffenen. Eine hochgradige Pflegebedürftigkeit kann damit hinausgezögert werden. Die Patienten können länger ein selbstständiges Leben führen. Das permanente Fortschreiten der Krankheit kann also durch Cholinesterasehemmer bei den meisten Betroffenen sichtbar verzögert werden.

Die übermäßige Bildung der „Alzheimer-Plaques“ und die Rückbildung von Gehirnsubstanz kann mit den Medikamenten allerdings nicht verhindert werden. Die derzeit auf dem Markt befindlichen Cholinesterasehemmer sind meist gut verträglich. Das ist für die Empfehlung der Einnahme entscheidend. Nebenwirkungen aber, wie Schwindel, Übelkeit, Durchfälle und

Ziel der modernen Antidementiva ist es, die Gedächtnisleistung und Konzentrationsfähigkeit zu verbessern.

Die modernsten Mittel gegen Alzheimer heißen Cholinesterasehemmer. Es gibt drei Wirkstoffe: Galantamin, Donepezil, Rivastigmin.

Die Behandlung wird mit kleinen Mengen, also „einschleichend" begonnen und dann langsam gesteigert.

Unruhezustände, sollte man einkalkulieren, vor allem zu Beginn der medikamentösen Behandlung.

Mittel für das mittlere bis fortgeschrittene Stadium der Alzheimer-Demenz

Memantin

Dieser Wirkstoff beeinflusst einen anderen Botenstoff im Gehirn, das Glutamat, das u. a. an Sinneswahrnehmungen und Gehirnfunktionen wie Lernen und Gedächtnis beteiligt ist.

Durch die Gabe von Memantin kann eine leichte Verbesserung der alltäglichen Fähigkeiten erreicht werden. Sinnvoll, so zeigen Studien, ist der Einsatz bei fortgeschrittener Demenzerkrankung. Auch hier beginnt man, wie bei den Cholinesterasehemmern, mit kleinen Mengen, die dann langsam gesteigert werden, um die Nebenwirkungen so gering wie möglich zu halten.

Die häufigsten Nebenwirkungen sind Schwindel, innere und körperliche Unruhe und Übererregbarkeit.

Achtung!

Antidemenzmittel im fortgeschrittenen Stadium nicht mehr einnehmen

Es ist wichtig zu wissen, dass Cholinesterasehemmer im fortgeschrittenen Stadium der Demenz nicht mehr wirken. Sie sollten abgesetzt werden, wenn dieses Stadium erreicht wird. Auch bei Nebenwirkungen, die den Betroffenen stark beeinträchtigen, sollte man Nutzen und Schaden gut abwägen und gegebenenfalls auf eine weitere Einnahme des Medikaments verzichten. Diese Überlegungen sollten Sie jedoch immer gemeinsam mit Ihrem Arzt anstellen.

7.1.2 Medikamente gegen gefäßbedingte Demenz

Da die vaskuläre, also gefäßbedingte, Demenz durch viele kleine – möglicherweise lange unbemerkt bleibende – Schlaganfälle ausgelöst werden kann, setzen Ärzte hier Medikamente ein, die einem erneuten Schlaganfall vorbeugen sollen. Erfolgreich sind Wirkstoffe, die eine Gerinnung des Blutes bzw. die Verklumpung von Blutplättchen (Thrombozyten) hemmen und damit der Bildung von Blutgerinnseln und Schlaganfällen entgegenwirken (gerinnungshemmende Wirkstoffe).

Noch wichtiger ist aber die Bekämpfung von gefäßschädigenden Risikofaktoren wie Rauchen, Bluthochdruck, Diabetes und Bewegungsmangel.

Gerinnungshemmende Medikamente

Acetylsalicylsäure

Der bekannteste und am besten erforschte Wirkstoff dieser Gruppe ist Acetylsalicylsäure (ASS, z. B. Aspirin).

Obwohl nicht ganz klar ist, ob ASS die Beschwerden der Demenz verbessern kann, ist jedoch nachgewiesen, dass es das erneute Auftreten von Schlaganfällen und damit auch das Voranschreiten der Gehirnschädigung bei vaskulärer Demenz verhindert oder zumindest vermindert.

Häufigste Nebenwirkungen und Dosierung: Eine zu starke „Blutverdünnung" kann zu Beschwerden des Magen-Darm-Traktes bis hin zu Magenblutungen und anderen Blutgerinnungsstörungen führen. ASS wird einmal täglich in Tablettenform eingenommen, üblicherweise in einer Dosierung von 75 bis 375 mg pro Tag.

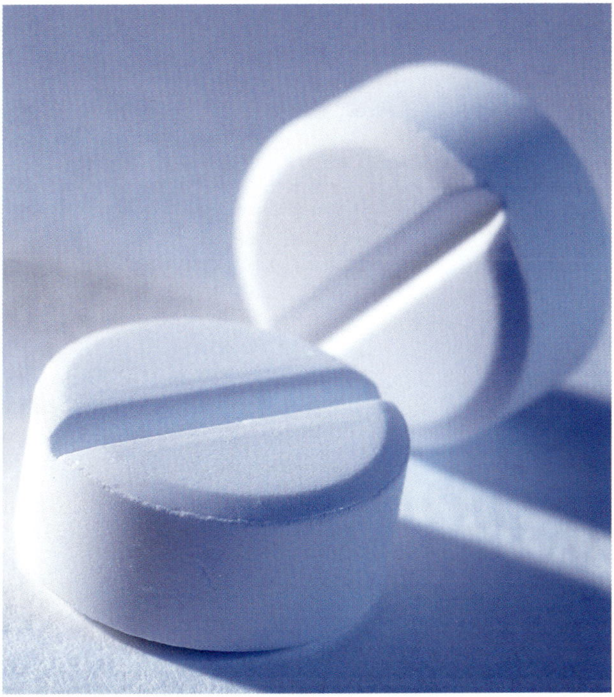

Clopidogrel

Auch der Wirkstoff Clopidogrel gehört zu den blutgerinnungshemmenden Wirkstoffen und kann eingesetzt werden, wenn die Einnahme von Acetylsalicylsäure nicht vertragen wird. Seine Wirkung ähnelt der von ASS.

Clopidogrel wird z. T. auch mit ASS kombiniert.

Nebenwirkungen und Dosierung: Es können Magen-Darm-Störungen auftreten, gelegentlich auch Kopfschmerzen. Clopidogrel wird üblicherweise einmal täglich in Tablettenform (75 mg) eingenommen.

Ticlopidin

Auch Ticlopidin gehört zu den blutgerinnungshemmenden Wirkstoffen und wird, wie Clopidogrel, eingesetzt, wenn die Einnahme von Acetylsalicylsäure nicht vertragen wird. Seine Wirkung ähnelt der von ASS.

Häufigste Nebenwirkungen und Dosierung: Es können Magen-Darm-Störungen auftreten, gelegentlich auch allergische Hautreaktionen. Es können schwer wiegende Blutbildveränderungen entstehen, daher muss das Blut in den ersten drei Monaten der Einnahme alle zwei Wochen untersucht werden. Vor allem wegen dieser Nebenwirkungen raten viele Experten eher von einer Anwendung ab. Ticlopidin wird üblicherweise zweimal täglich in Tablettenform (250 mg) eingenommen.

7.1.3 Weitere Medikamente

Derzeit werden auch andere Präparate verordnet, die unter Umständen helfen, deren Wirksamkeit aber nicht ausreichend durch wissenschaftliche Arbeiten nachgewiesen ist. Denn damit eine Substanz als empfehlenswert im Sinne medizinischer Verordnungsleitlinien gelten kann, muss sie hinreichend in klinischen Studien getestet worden sein und darf keine lebensgefährlichen Nebenwirkungen haben.

Bei folgenden Medikamenten sind die Fachleute nicht einer Meinung, wenn es darum geht, einen Einsatz bei Demenz zu empfehlen:

- Ginkgo, andere pflanzliche sowie homöopathische und anthroposophische Mittel
- Nimodipin
- Piracetam
- Dihydroergotoxin
- Statine
- Vitamine
- Hormone

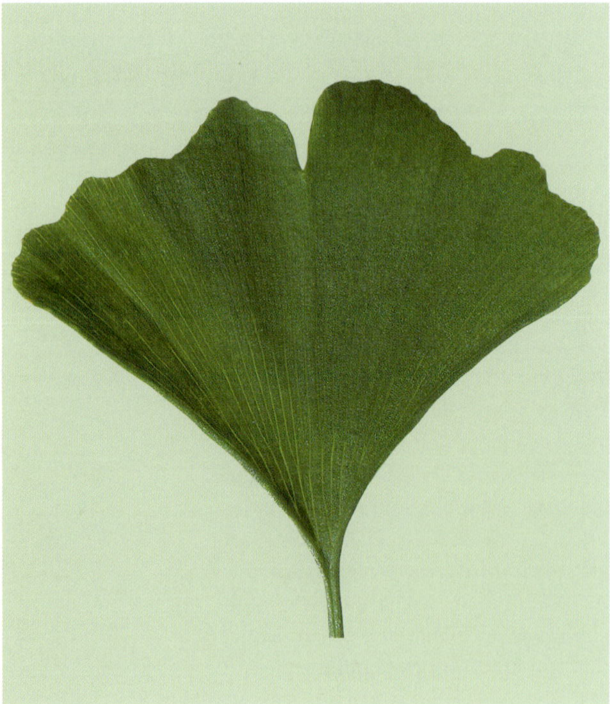

Das heißt aber nicht, dass diese Mittel keinen Nutzen hätten. Sie werden von Ärzten eingesetzt und sind mitunter sogar die Mittel der Wahl, falls andere Substanzen nichts mehr ausrichten.

Ginkgo

Studien zum Pflanzenextrakt aus den Blättern des Ginkgo-Baumes haben ergeben, dass sie einen Effekt auf die Hirnleistung haben und die Gedächtnisleistung verbessern. Ob diese Effekte sich aber im Alltag der Demenzpatienten spürbar positiv bemerkbar machen, konnte noch nicht eindeutig nachgewiesen werden.

Häufigste Nebenwirkungen und Dosierung: Sehr selten treten Magen-Darm-Störungen oder Hautausschlag auf. Ginkgo-Extrakte können aber – insbesondere in Kombination mit gerinnungshemmenden Medikamenten (z. B. ASS, Marcumar, Heparin) – zu einer erhöhten Blutungsneigung führen. Deswegen sollte die Einnahme von Ginkgo-Präparaten immer mit dem behandelnden Arzt besprochen werden.

Ginkgo wird üblicherweise zwei- bis dreimal täglich in Tabletten- oder Tropfenform eingenommen, die Gesamtdosis liegt in der Regel bei 240 mg Extrakt.

Nimodipin

Nimodipin gehört zu den Kalziumantagonisten, die zur Blutdrucksenkung eingesetzt werden. Es wird bei leichten und mittelgradigen Demenzformen eingesetzt, die durch Durchblutungsstörungen begünstigt werden. Es gibt jedoch auch hier keine überzeugenden Studien, die eine Verbesserung der Denkfähigkeit oder der Alltagsfähigkeiten beweisen würden.

Häufigste Nebenwirkungen und Dosierung: Bekannte Nebenwirkungen sind Schwindel- oder Schwächegefühl, Blutdrucksenkung und die Änderung der Herzfrequenz. Nimodipin wird üblicherweise dreimal täglich in Tablettenform (30 mg) verabreicht.

Piracetam

Dem Wirkstoff wird eine Verbesserung der Hirndurchblutung zugeschrieben. Es gibt jedoch keine überzeugenden Studien, die eine Verbesserung der Denkfähigkeit oder der Alltagsfähigkeiten beweisen würden.

Häufigste Nebenwirkungen und Dosierung: Bekannte Nebenwirkungen sind geistige und körperliche Unruhe, Schlafstörungen und Magen-Darm-Beschwerden. Piracetam wird in der Regel dreimal täglich in Tablettenform (800 mg) verabreicht.

Visite-Info

Es gibt derzeit eine Fülle an Medikamenten auf dem Markt, die als Mittel gegen Alterserscheinungen angeboten werden, so genannte Geriatrika. Hierzu zählen auch pflanzliche Wirkstoffe, wie Ginseng, Mistel, Knoblauch, Weißdorn, Rhodiola-Rosea-Pflanze und Lecithin. Für diese wie für andere Wirkstoffe gibt es keine gesicherten Erkenntnisse, ob sie die gewünschte Wirkung, also eine Verbesserung der Gedächtnisleistung erzielen. Daher ist es besonders wichtig, dass Sie sich als Angehörige bei dem behandelnden Arzt über den möglichen Nutzen der Behandlung, die Vorteile, Nachteile und Kosten jedes Medikamentes informieren.

Dihydroergotoxin

In zahlreichen Studien wurde aufgezeigt, dass Dihydroergotoxin die Gedächtnisleistung bei älteren Menschen positiv beeinflussen kann. Da die Studien jedoch mit sehr wenigen Patienten durchgeführt wurden, sind sich die Experten noch nicht einig, inwieweit er die Alltagssituation der Betroffenen wirklich verbessert. Bei Alzheimer-Patienten hat das Mittel keine Verbesserung der Symptome gezeigt.

Die Wirksamkeit vieler Medikamente ist noch nicht ausreichend nachgewiesen.

Dosierung und mögliche Nebenwirkungen: 3 mg werden dreimal täglich eingenommen; als Nebenwirkungen sind Blutdrucksenkung, Gangunsicherheit, Schwindel, leichte Kopfschmerzen, Kreislaufstörungen durch niedrigen Blutdruck bekannt.

Statine

Statine senken den Cholesterinspiegel und werden deshalb meist verordnet, wenn es gilt, überhöhte Blutfettwerte zu senken. In zahlreichen Studien wurde bisher gezeigt, dass diese so genannten Lipidsenker sowohl das Herzinfarktrisiko als auch das Schlaganfallrisiko deutlich senken können.

Daraus folgern Experten, dass Statine zumindest das Risiko einer gefäßbedingten Demenz senken könnten.

Aber selbst das Fortschreiten der Alzheimer-Demenz sollen die Mittel bremsen können. Denn auch hier könnten erhöhte Cholesterinwerte eine Schlüsselrolle spielen. So haben Forscher jetzt herausgefunden, dass Statine die Wahrscheinlichkeit, an Alzheimer zu erkranken, um bis zu 70 Prozent verringen können. Da die Studien noch nicht abgeschlossen sind, also noch keine endgültigen Daten vorliegen, sind Statine bis jetzt nicht Bestandteil der offiziellen Behandlungsleitlinien zur Demenztherapie.

Vitamine

Vitamine sind lebenswichtige Stoffe, die dem Körper über die Nahrung zugeführt werden müssen, weil er sie nicht selbst bilden kann. Bei einer ausgewogenen Ernährung, die u. a. reich an Obst und Gemüse ist, kann jeder den täglichen Vitaminbedarf über die Nahrung decken.

Visite-Forschung

Bei Einnahme von Lipidsenkern schreitet Alzheimer langsamer voran.

Französische Wissenschaftler fanden bei einer Studie heraus, dass eine Therapie mit Medikamenten, die den Cholesterinspiegel senken (Lipidsenker) bei Alzheimer-Patienten das Fortschreiten der Erkrankung verlangsamen könnten. Bei Patienten, die Lipidsenker einnahmen, fiel die bei einem Alzheimer-Test untersuchte Leistungsfähigkeit deutlich langsamer ab als bei Patienten mit nicht behandelter Fettstoffwechselstörung oder normalen Cholesterinwerten.

Die Wissenschafter schließen daraus, dass durch Einnahme von Lipidsenkern der kognitive Verfall bei Alzheimer-Patienten verlangsamt werden könnte.

Einen besonderen Stellenwert bei der Behandlung der Demenz sollen folgende Vitamine einnehmen: Vitamin E (Tocopherol), Vitamin B_1 (Thiamin), Vitamin B_6 (Pyridoxin), Vitamin B_{12} (Cobalamin) und Folsäure. Dass die verstärkte Zufuhr dieser Vitamine tatsächlich die Beschwerden einer Demenz lindert bzw. das Fortschreiten der Erkrankung bremst, konnte bisher nicht nachgewiesen werden.

B-Vitamine und Folsäure helfen beim Abbau von Homocystein.

Was sich jedoch zunehmend auch wissenschaftlich herauskristallisiert, ist die Bedeutung der B-Vitamine und der Folsäure. Denn ein Zuviel des Eiweißes Homocystein im Blut soll ein schnelleres Voranschreiten der Alzheimer-Demenz bewirken, gilt also als Risikofaktor. B-Vitamine und Folsäure helfen nun wiederum, Homocystein abzubauen. Es erscheint also empfehlenswert, einen Mangel an diesen Vitaminen rechtzeitig zu erkennen und durch richtige Ernährung oder entsprechende Vitaminpräparate auszugleichen.

Visite-Forschung

Therapie mit Kupfer

Ein charakteristisches Merkmal beim Blick ins Gehirn eines Alzheimer-Patienten ist die Entwicklung der „Alzheimer-Plaques". Zwischen dem Auftreten dieser Plaques und dem Kupfergehalt in Zellen und Gewebe haben Wissenschaftler in Reagenzglasversuchen und Tierversuchen Zusammenhänge gefunden. Berliner und saarländische Forscher sind nun einen Schritt weitergegangen. Sie konnten feststellen, dass Patienten mit leichter Demenz, die einen niedrigen Kupferspiegel im Blut hatten, in einem Leistungstest schlechter abschnitten als Patienten mit einem durchschnittlichen Kupferspiegel. Das könnte nach Meinung der Wissenschaftler bedeuten, dass die meisten Alzheimer-Patienten unter Kupfermangel leiden und dass eine vermehrte Aufnahme von Kupfer über die Nahrung von Nutzen sein könnte. Das wird derzeit in weiteren Studien getestet.

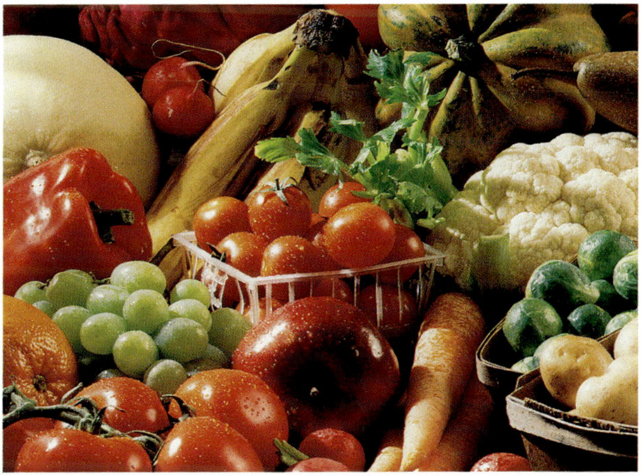

Hormone

Etwa 4,5 Millionen Frauen nach und in den Wechseljahren nehmen Ersatzhormone, Östrogen meist in Kombination mit Gestagen, und das oft länger als fünf Jahre. Denn, wenn die Regelblutungen unregelmäßig werden und aufhören, stellen die Eierstöcke die Produktion des weiblichen Hormons Östrogen ein.

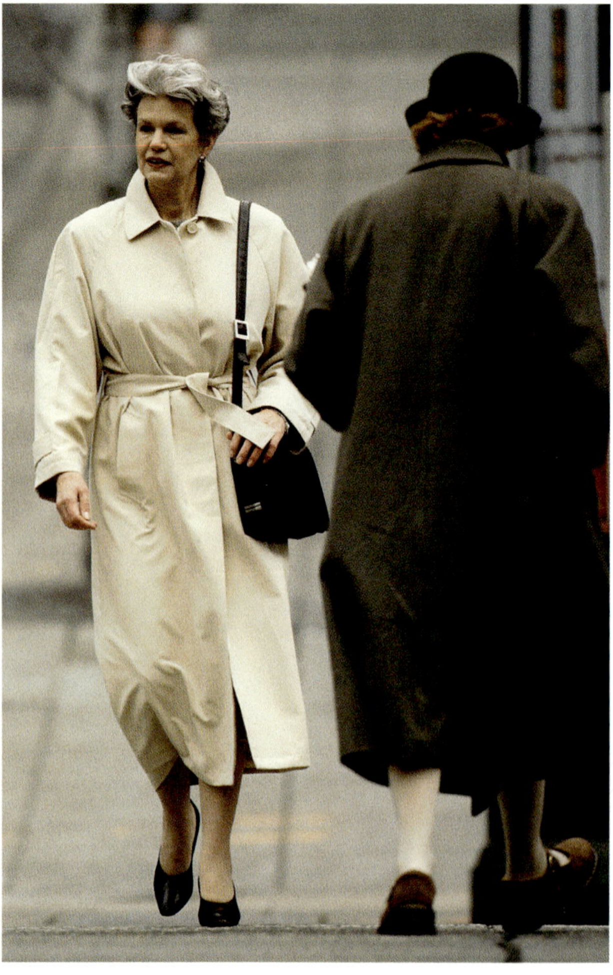

Die Begründung für die Einnahme von Hormonen ist einerseits die tatsächliche Linderung der oft sehr lästigen Wechseljahresbeschwerden. Jahrelang aber hofften Ärzte wie Frauen vor allem, sich dadurch besser vor Herz-Kreislauf-Erkrankungen zu schützen – und zwar zu einem Zeitpunkt, wo die positive gefäßschützende Wirkung des körpereigenen Hormons Östrogen nachlässt und die Gefahr steigt, einen Herzinfarkt zu erleiden.

Gynäkologen versprachen zudem ihren Patientinnen, dass die Hormone auch vor Osteoporose, Schlaganfall und Alzheimer schützen würden. Gegen Demenzerkrankungen sollten die Ersatzhormone vorbeugend wirken und milde Gedächtnisstörungen bessern.

Der Grund für diese Annahme war und ist plausibel. Tatsächlich steigt mit der Abnahme des Östrogenspiegels in der Menopause die Gefahr für Frauen, einen Herzinfarkt oder Schlaganfall zu erleiden ebenso, wie an Demenz zu erkranken. Da lag es nahe, den Mangel an diesem wichtigen weiblichen Hormon einfach künstlich auszugleichen.

Gynäkologen verordneten die Medikamente deshalb nicht nur als kurzfristige Therapie, sondern als langfristige Prophylaxe. Der Traum vom Jungbrunnen wurde zunächst nur durch hartnäckige Kritiker immer wieder erschüttert und zerplatzte schließlich gänzlich. Studien aus den USA und Großbritannien belegen inzwischen, dass die langfristige Behandlung mit der Hormonkombination von Östrogenen und Gestagenen unkalkulierbare Gefahren birgt: Statt es zu senken, erhöht die Pille das Risiko, einen Herzinfarkt oder Schlaganfall zu erleiden. Das Thromboserisiko steigt ebenso wie das Brustkrebsrisiko.

Eine ergänzende Studie untersuchte bei etwa 4500 Frauen auch die Gedächtnisleistung. Auch hier waren die Risiken der Hormonersatztherapie größer als ihr Nutzen. Das Demenzrisiko – vor allem das Alzheimer-Risiko – war unter der Einnahme der Hormonpillen etwa doppelt so hoch wie unter Placebo.

Doch wurden diese Ergebnisse auch angezweifelt. Der Einwand mancher Forscher: Die Risikoerhöhung wurde bei Frauen gefunden, die die Pillen erst ab 65 Jahren bekamen. Normalerweise aber werden die Pillen Frauen um die 50 verschrieben. Zu diesem Zeitpunkt könnten die Medikamente vorbeugend wirken, während sie danach einen nachteiligen Effekt hätten. Die Ergebnisse aus den USA beziehen sich zudem nur auf ein bestimmtes Östrogen bzw. Gestagen, das in der Studie angewandt wurde. Es ist eventuell nicht zu vergleichen mit den Mitteln, die in Deutschland eingesetzt werden.

Trotzdem ist der Glaube an den Hormoncocktail als Jungbrunnen und Lebensretter auch hierzulande zumindest erschüttert. Nur noch bei starken Wechseljahresbeschwerden sollen die Pillen, Pflaster oder Gele verordnet werden, kurzfristig und niedrig dosiert. So empfehlen es die gynäkologischen Fachgesellschaften.

Nur eine kurzfristige Hormontherapie (ein bis drei Jahre) zur Dämpfung der Wechseljahresbeschwerden erwies sich in den Studien als weitgehend risikofrei.

Visite-Forschung

Wenig Östrogen, höheres Risiko für Alzheimer?
Ein Mangel an Östrogen im Gehirn ist offenbar mit einem erhöhten Risiko verbunden, an Alzheimer zu erkranken. Das schließen amerikanische, japanische und Schweizer Forscher aus den Ergebnissen einer Studie, in der sie einen extrem niedrigen Östrogenspiegel in Hirngewebe gestorbener Alzheimer-Patientinnen nachweisen konnten.
Weitere Untersuchungen an genetisch veränderten Mäusen bestätigten den Zusammenhang: Wird die Östrogenproduktion im Gehirn gezielt blockiert, bilden sich bei den Tieren sehr viel früher die für Alzheimer typischen Plaques im Gehirngewebe.
Schon länger ist bekannt, dass Frauen häufiger Alzheimer entwickeln als Männer. Wie frühere Studien ergeben haben, kann ein erhöhtes Risiko durch längere Lebenserwartung von Frauen nicht die einzige Ursache für Alzheimer sein. Wissenschaftler vermuten daher, dass der sinkende Östrogenspiegel nach den Wechseljahren ebenfalls wichtig ist – möglicherweise, weil der Hormonmangel die Gehirnzellen anfälliger für degenerative Gehirnkrankheiten wie Alzheimer werden lässt.

7.1.4 Medikamente gegen Begleitsymptome der Demenz

Nicht in Frage kommen bei demenzbedingten Depressionen die Medikamente der ersten Generation – so genannte trizyklische Antidepressiva.

Das Nachlassen der Gedächtnisleistung, der Abbau geistiger Kompetenzen und die zunehmende Unfähigkeit Demenzkranker, sich im Alltag zurechtzufinden, sind oft nicht die einzigen schwer wiegenden Symptome. Begleiterscheinungen wie Depressionen, Angstzustände, Halluzinationen, Unruhe, Schlafschwierigkeiten und Aggressivität machen Betroffenen und Angehörigen sogar mitunter noch mehr zu schaffen. Auch gegen diese Beschwerden bieten Ärzte medikamentöse Hilfe an.

Psychische Störungen

Achtung! Neu auftretende Verschlechterungen des Zustandes von Alzheimer-Patienten können durch Nebenwirkungen eines Medikaments verursacht sein.

Gegen mittelgradige bis schwere Depressionen infolge einer Demenzerkrankung helfen, so wird es in den Leitlinien der Demenzbehandlung empfohlen, neuere Serotoninwiederaufnahme-Hemmer, wie die Wirkstoffe Mirtazapin und Fluoxetin.

Bei der Auswahl des richtigen Mittels ist der Arzt auf die Beschreibung der Symptome durch den Angehörigen oder die Pflegeperson angewiesen. Denn gegen Antriebslosigkeit kommen andere Präparate zum Einsatz als bei vorherrschenden Angstgefühlen. Beachtet werden müssen auch die Neben- und Wechselwirkungen mit anderen Medikamenten.

Gegen Angst und Unruhe werden Antidepressiva und Neuroleptika eingesetzt.

Bei Aggressionen, Wahnvorstellungen, Halluzinationen und Angst, die vor allem im Spätstadium der Alzheimer-Demenz vorkommen, werden so genannte Neuroleptika eingesetzt, z. B. Haloperidol. Diese Medikamente bringen zwar keine dauerhafte Verbesserung der Symptome, aber mitunter eine schnelle, wenn auch oft kurzfristige Linderung.

Neben den klassischen Neuroleptika gibt es auch atypische Neuroleptika, wie Clozapin, Risperidon und Olanzapin. Diese werden derzeit bei allen Demenzformen, auch bei der Lewy-Körperchen-Demenz eingesetzt.

Wie alle Medikamente, so können auch diese Wirkstoffe Nebenwirkungen hervorrufen: Risperidon z. B. erhöht das Risiko für das Auftreten von Schlaganfällen. Der behandelnde Arzt wird üblicherweise mit der kleinsten Dosis beginnen und diese, wenn nötig, langsam steigern.

Werden Neuroleptika eingesetzt, kann als Nebenwirkung die körperliche Beweglichkeit der Patienten eingeschränkt sein. Auch werden gelegentlich Krampfanfälle bei der Gabe von Neuroleptika beobachtet.

Schlafstörungen

Auch für die Therapie von Schlafstörungen gibt es medikamentöse Hilfen. Diese sollten aber immer in Ergänzung zu anderen, nichtmedikamentösen Therapien eingesetzt werden. Verordnet werden Schlafmittel, wie Zolpidem, Zopiclone oder Chloralhydrat. Aber auch die eventuell schon verordneten Neuroleptika können sich positiv auf den Schlafrhythmus auswirken.

Visite-Tipp

Kaffee gegen Einschlafschwierigkeiten
Was andere wach hält, kann Demenzkranken beim Einschlafen helfen: eine Tasse Kaffee vor dem Zu-Bett-Gehen. Vor allem dann, wenn andere Schlafmittel nicht geholfen haben oder sogar eher zu Unruhe führen. Manchmal wirkt auch die Einnahme eines Schlafmittels mit Kaffee Wunder: Das Koffein im Kaffee verbessert die Hirndurchblutung und führt dazu, dass das Medikament durch einen effektiven Transport seine Wirkung besser entfalten kann.

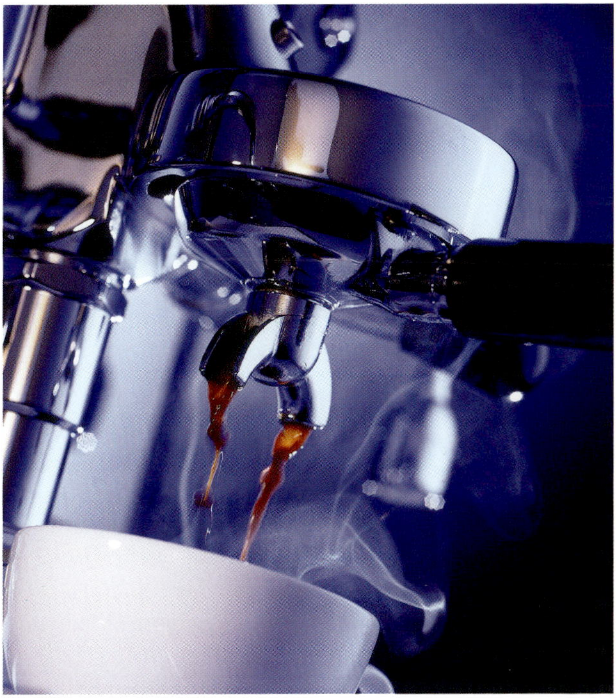

Bewegungsstörungen

Gegen Bewegungsstörungen wie Unsicherheiten beim Gehen oder Haltungsveränderungen sollten nach Meinung von Fachleuten zunächst nichtmedikamentöse Behandlungen verordnet werden, vor allem Physiotherapie und Krankengymnastik. Überprüft werden sollte zudem, ob die Störungen nicht Nebenwirkungen von eingenommenen Medikamenten sind, wie etwa Neuroleptika. Dann muss die Medikamenteneinnahme verändert werden. Angehörige sollten deshalb den Arzt immer auf die bereits verordneten Mittel aufmerksam machen.

Hilfreich bei Bewegungsstörungen infolge einer Alzheimer-Demenz oder einer gefäßbedingten Demenz sind entkrampfende Mittel wie Lioresal oder Memantin. Letzterer Wirkstoff ist besonders empfehlenswert, da er gleichzeitig die Gedächtnisleistung verbessert und wenig Nebenwirkungen hat.

Bei Lewy-Körperchen-Demenz werden zur Therapie von Bewegungsstörungen Parkinsonmittel eingesetzt.

Inkontinenz

Bei Inkontinenz ist es sinnvoll eine nichtmedikamentöse Behandlung mit Medikamenten zu kombinieren, die der Muskelentspannung dienen, so genannten Spasmolytika. Wirkstoffe wie Tolterodin oder Trospiumchlorid eignen sich wegen geringer Nebenwirkungen. Manchmal bringt auch schon die Behandlung mit dem Alzheimer-Medikament Donepezil Erfolg.

Ergänzende therapeutische Verfahren sind z. B. die Soziotherapie, Ergotherapie, körpertherapeutische Verfahren und Kunsttherapie.

7.2 Nichtmedikamentöse Therapien bei Alzheimer-Demenz

Lange Zeit wurden Alzheimer-Kranke vorwiegend mit Medikamenten ruhig gestellt und gepflegt, ohne eventuell noch vorhandene Fähigkeiten auszuloten und die Selbstständigkeit so lange wie möglich zu erhalten. Es gab einfach noch zu wenige Erkenntnisse über Ursachen und Verlauf der Erkrankung. Heute versuchen die meisten Ärzte, Pflegepersonen oder Heime in Zusammenarbeit mit den Angehörigen, den Patienten körperlich, seelisch und geistig zu fördern, so weit es noch möglich ist, ohne aber dabei die Grenzen der Belastbarkeit zu überschreiten.

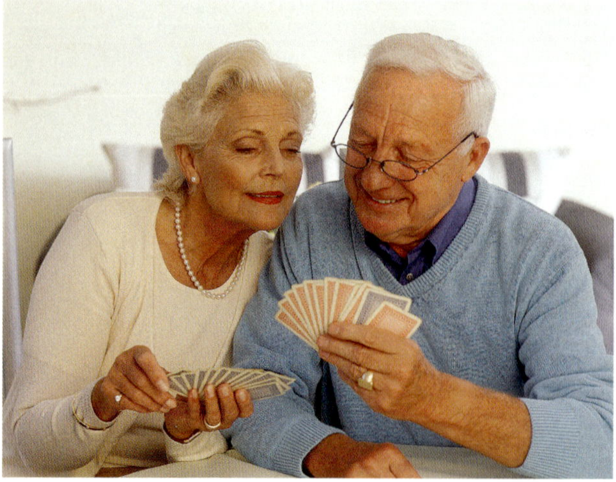

Es gibt unabhängig von Medikamenten viele förderliche Maßnahmen, die die Situation des Erkrankten und seiner Angehörigen erleichtern können. Das betrifft einerseits die Pflege und andererseits die Gestaltung des häuslichen und sozialen Umfeldes. Dazu gehören körperliche und geistige Anregung, die auch durch bestimmte Behandlungsmethoden erreicht werden können. Alltagsnahes Trainieren einfacher Fähigkeiten ist Erfolg versprechend und kann das Leben für alle Beteiligten erleichtern.

Als wichtige Ausgangsbasis dafür dienen Rehabilitationsangebote, psychologische Betreuung und eine sinnvolle Freizeitgestaltung.

Diese so genannten nichtmedikamentösen Maßnahmen können in allen Stadien der Demenz eingesetzt werden. Sie sind hilfreich für Angehörige und Patienten und nicht durch Medikamente ersetzbar.

Behandlungsmethoden aus den Bereichen Gedächtnistraining, Physiotherapie, Ergotherapie und Logopädie wurden inzwischen teilweise speziell für Demenzkranke weiterentwickelt und den Bedürfnissen der Betroffenen angepasst. Bei der Physiotherapie und Krankengymnastik beispielsweise werden Bereiche des Verhaltens und Erlebens, die bei Demenzpatienten gestört sind, positiv beeinflusst. Bei der Ergotherapie oder Beschäftigungstherapie ist das Ziel, die größtmögliche Selbstständigkeit im Alltagsleben für den Betroffenen so lange wie möglich zu erhalten. Es werden Beratungen im Umgang mit Hilfsmitteln, z. B. auch zur Anpassung der Wohnung, vermittelt.

Welche dieser ergänzenden Therapien in welcher Intensität zur Anwendung kommt, ist von mehreren Aspekten abhängig. Zuerst wird man die Art und Schwere einer Erkrankung berücksichtigen; mitbeachtet werden dabei die krankheitsbedingten Beeinträchtigungen. Genauso sollte man aber auch berücksichtigen, welche Vorlieben ein Mensch hat, womit er sich gern beschäftigt bzw. womit er sich vor der Erkrankung gern beschäftigt hat.

Visite-Info

Ziele der nichtmedikamentösen Demenztherapie

1. Selbstständigkeit des Patienten so lange wie möglich erhalten.
2. Leid des Patienten sowie seiner Angehörigen lindern.
3. Größtmögliche Normalität im Alltagsleben aufrechterhalten.
4. Stärkung von Realitätssinn, sozialen Kompetenzen, Gedächtnis sowie motorischen Fähigkeiten.
5. Energie auf Dinge richten, die dem Patienten Freude bereiten.
6. Seelische Ausgeglichenheit.
7. Lebensqualität und Lebenszufriedenheit steigern.

Wichtig ist auch, was ein Patient benötigt, damit die Bewältigung einer Erkrankung möglich wird. Welche Therapiemöglichkeiten zum Einsatz kommen, ergibt sich auch aus dem örtlichen Angebot.

So ist die Zahl angebotener Therapien stark davon abhängig, ob eine Erkrankung ambulant oder stationär behandelt wird. Üblicherweise ist die Bandbreite der angebotenen Therapien bei stationären Behandlungen umfangreicher. Unterschiede gibt es aber auch zwischen stationären Einrichtungen und in der ambulanten Versorgung zwischen Stadt und Land.

Suchen Sie von Anfang an für die Betreuung ihres Demenzkranken den Rat von Fachkräften.

7.2.1 Gedächtnistraining

Gedächtnistraining wird auch häufig als Memory-Training oder Gehirn-Jogging bezeichnet. Es ist nur zu Beginn der Erkrankung, also im ersten Stadium zu empfehlen. Die Merkfähigkeit darf noch nicht zu stark abgenommen haben.

Hier werden Konzentrationsübungen, Merkspiele und Übungen zur geistigen Beweglichkeit angeboten. Häufig wird es auch als spielerisches Training in der Gruppe durchgeführt. Das Programm sollte individuell abgestimmt sein, um Überforderung und Frustration zu vermeiden. Gedächtnistraining wirkt sich nicht nur positiv auf das Gedächtnis selbst aus, sondern auch auf andere geistige Fähigkeiten, wie Konzentrationsfähigkeit, Aufmerksamkeit, Körperhaltung, logisches Denkvermögen und die Fähigkeit, sich auf Situationen einzustellen.

Konzentration

Es werden Denkaufgaben gegeben, auf die sich der Betreffende kurzzeitig konzentrieren soll. So sollen zum Beispiel Rätsel gelöst werden, bei denen die Lösungsworte mit gleichen Anfangsbuchstaben anfangen. Bei anderen Aufgaben sollen Personennamen aufgezählt werden, die mit K anfangen. Es sollen Fragen gestellt werden, die gezielt zum Erraten eines bestimmten Gegenstandes oder einer bestimmten Person führen.

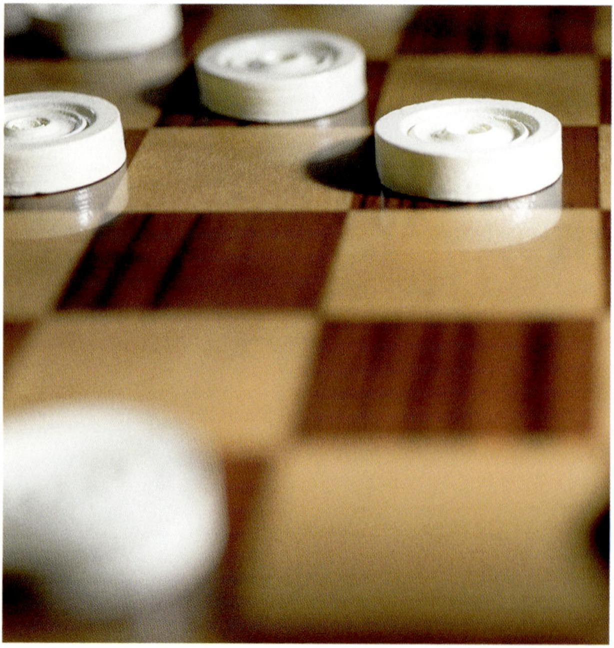

Aufmerksamkeit

Mit diesen Übungen soll die schon zu Beginn vorhandene Zerstreutheit und Ablenkbarkeit im Alltag für den Betroffenen beherrschbar werden. Man übt, bestimmte Gegenstände immer nur an einem bestimmten Ort abzulegen und dabei den Ort stets auch auszusprechen. So entsteht ein automatisierter Vorgang, der eventuell keine Aufmerksamkeit mehr erfordert.

Wortfindung

Auch zur besseren Wortfindung gibt es am Beginn der Alzheimer-Erkrankung noch sinnvolle Übungen. Man kann lernen, nicht gehetzt nach einem Namen oder einem Wort zu suchen, sondern erst einmal eine Denkpause einzulegen. Manchmal fällt einem das richtiges Wort ein oder der richtige Name, wenn man gar nicht mehr daran denkt. Gut sind auch: tägliches Rätsellösen, Formulierungsübungen, z. B. Sprichwörter ergänzen, die Anwendung von Merktechniken, wie das Bilden von Eselsbrücken zu Wörtern und Namen.

Merkfähigkeit

Die noch vorhandene Merkfähigkeit lässt sich durch viele Übungen trainieren, die man mit dem alltäglichen Leben verbinden kann: Man kann Wort-Zahlen-Reihen vorgeben, die sich der Betroffene merken und wiederholen soll. Die Einkaufsliste kann man aufschreiben, vorlesen und einige Male wiederholen. Man kann Rätsel lösen und vor allem auch selbst Rätsel anfertigen.

So lange noch möglich, sollte man den Betroffenen animieren, das täglich Erlebte wiederzugeben oder Geschichten aus seiner eigenen Vergangenheit zu erzählen. Man kann den Kranken auch bitten, vorgelesene Texte mit eigenen Worten wiederzugeben.

Sprache

Wichtig ist es auch, die Kommunikationsfähigkeit, die Fähigkeit sich verständlich zu machen, so lange wie möglich zu erhalten. Denn sie ist das Bindeglied zwischen Kranken und Pflegepersonen. Formulierungsübungen, bei denen zum Beispiel Sätze aus drei Wörtern gebildet werden sollen, wären hier eine Trainingsmöglichkeit.

7.2.2 Milieutherapie

Die so genannte Milieutherapie ist auf das Umfeld des Patienten – auf die dingliche Umwelt und die soziale Umgebung – ausgerichtet. Sie versucht, die Alltags- und Freizeitaktivitäten des Patienten zu fördern, ihn so weit wie möglich in das normale Familienleben einzubinden und eine einfühlsame und würdevolle Beziehung zwischen den pflegenden Personen und dem Kranken aufzubauen. Erleichtert werden kann dies durch eine überschaubare, stress-, aber nicht reizfreie, sondern durchaus stimulierende Umgebung und einen konstant strukturierten Tagesablauf. Unbedingt empfehlen Therapeuten feste Essens-, Beschäftigungs- und Bettzeiten.

Die häusliche Umgebung des Kranken sollte dabei weitestgehend veränderungsfrei sein oder aber nur behutsam verändert werden. Sonst besteht die Gefahr, dass der Kranke zusätzlich verwirrt und verängstigt wird. Zum „Milieu“ gehört die Gestaltung der Räume, die gesamte „Akustik“ und ein geregelter Tagesablauf. Der Wohnraum sollte in dezenten Farbtönen gestrichen und gut ausgeleuchtet sein; zu laute Geräusche können durch Teppichböden gedämpft werden.

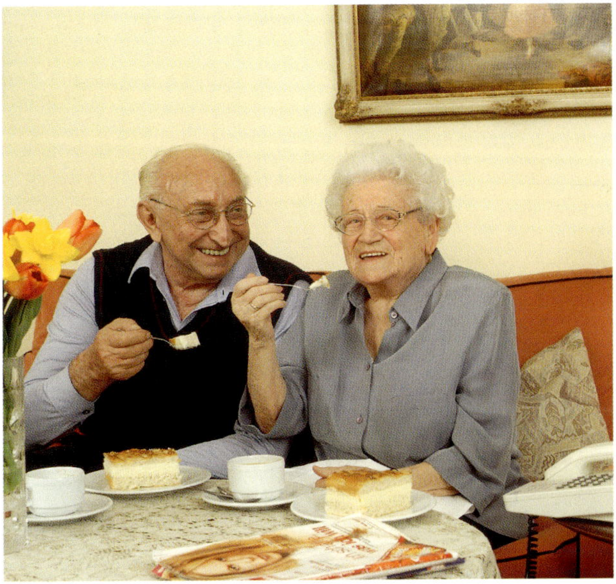

Bei der Ergotherapie wird zunächst unabhängig von den ärztlichen Befunden auch vom Ergotherapeuten ein Befund erhoben.

Die Ergotherapie wird als Heilmittel vom Arzt verschrieben.

Visite-Spezial

Realitäts-Orientierungs-Training
Im Laufe der Demenzerkrankung verlieren die Betroffenen zunehmend den Sinn für Zeit und Raum. Sie finden sich oft in ihrer eigenen Wohnung nicht mehr zurecht. Besonders gravierend ist der Verlust dieser Fähigkeiten, wenn sie den Ort auf Grund der Erkrankung wechseln müssen, zu ihrer Familie ziehen oder in einem Pflegeheim untergebracht werden.
Auch hier gibt es Hilfe, z. B. bei der Raumgestaltung. In Pflegeheimen werden die Wege häufig farblich gekennzeichnet. Symbole, Namen, Fotos an den Türen, Aufkleber auf den Schränken und Schubladen erleichtern das Zurechtfinden. Als nützlich hat sich erwiesen, in jedem Raum eine Uhr und einen Kalender unterzubringen und über feste Daten zu reden, wie Feier- und Geburtstage. Auch zu Hause sollten den Kranken noch so lange wie möglich Aufgaben zugewiesen werden, auch wenn deren Erledigung lange dauert und von dem Betreuer viel Geduld erfordert.

7.2.3 Ergotherapie

Ziel der Ergo- oder Beschäftigungstherapie ist es, Alltagsfähigkeiten wiederzuerlangen oder zu erhalten. Bei Patienten mit Demenz kann Ergotherapie im Anfangsstadium die Selbstständigkeit länger erhalten, die Pflegebedürftigkeit und damit eine Einweisung in ein Pflegeheim zumindest hinauszögern. Dem Therapeuten stehen unterschiedliche Behandlungsmöglichkeiten zur Verfügung. Angesprochen wird der Patient auf einer nichtverbalen und nichtkognitiven Ebene, das heißt, man versucht, ihn über körperliche Empfindungen und Gefühle zu erreichen.

Als Therapie-Techniken dienen unter anderem spielerische, handwerkliche und gestalterische Tätigkeiten: Kochen z. B., Gartenarbeiten oder Bastelarbeiten. Zentral ist die Beratung des Patienten und seiner Angehörigen während der Therapie. Dazu gehört auch die Wohnraum- und Umfeldanpassung. Die Beratung soll Wissen über die Fähigkeitsstörungen vermitteln, Verständnis für diese erzeugen, die Übertragung von Therapieansätzen in den Alltag ermöglichen und Unsicherheiten im Umgang mit dem Patienten reduzieren.

Visite-Spezial

Tiertherapie
Wenn der Patient auch schon früher an Tiere gewöhnt war, sollte man überlegen, inwieweit man dem Betroffenen das Tier noch überlassen kann. Denn Haustiere bringen Freude und können zur Bewegung ermuntern.
Die Pflege des Tieres führt zu regelmäßiger Beschäftigung und hilft gegen Vereinsamung und Isolation. Die Gesamtverantwortung für das Tier sollte aber nicht beim Patienten liegen, sondern einer anderen Person übertragen werden. Generell sind auch bloße Streicheltiere überlegenswert, und es spricht auch nichts gegen Stofftiere.

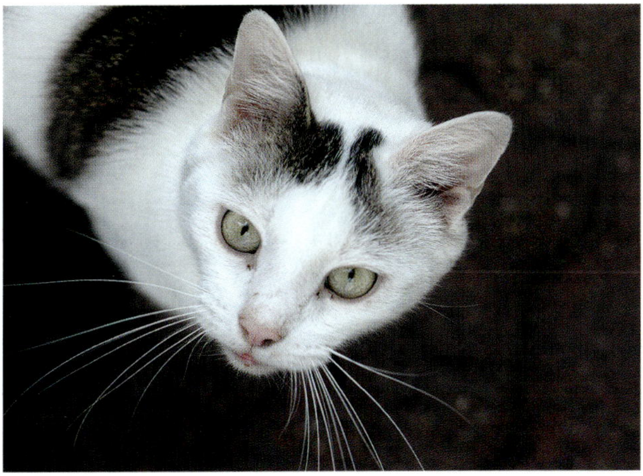

7.2.4 Biografiearbeit

Nur wenn man die Biografie eines Demenzpatienten kennt, kann man seine Bedürfnisse besser erkennen und gezielt Behandlungsmöglichkeiten entwickeln. Nicht zuletzt deshalb ist die Pflege in der Familie aus therapeutischer Sicht sehr sinnvoll. Während professionelle Pfleger die Lebensgeschichte ihres Patienten bei Verwandten erst erfragen müssen, ist diese den Angehörigen in der Regel gegenwärtig, und sie können aus dieser Kenntnis heraus weitaus besser herausfinden, wie man den Betroffenen aktivieren und noch einbinden kann. Beispielsweise kann dies die Beschäftigung mit alten Fotoalben, vertrauten und geliebten Gegenständen, Kinderliedern oder Märchen sein. Auch das Zubereiten von speziellen Gerichten kann Teil einer biografischen Therapie sein.

Auch die Biografie eines Patienten entscheidet über das Betreuungskonzept.

Menschen mit fortgeschrittener Demenz leben meist in der Vergangenheit – einer Zeit, in der sie ein aktives, erlebnisreiches und kompetentes Leben führten. Das weiß man inzwischen. Deshalb ist die so genannte Biografiearbeit ein wesentlicher Bestandteil des Betreuungskonzeptes in vielen Pflegeeinrichtungen geworden. Die Mitarbeiter informieren sich über das frühere Leben der Bewohner. Diese Informationen nutzen sie später in Gesprächen mit den Kranken, die sich dadurch „ernst genommen" fühlen. Dabei werden Erinnerungen aufgefrischt, alte Fotos betrachtet und es wird gemeinsam musiziert. Über diese Aktivierung des Langzeitgedächtnisses wird das Selbstbewusstsein der Alzheimer-Erkrankten gestärkt. So fassen sie wieder neuen Mut und bekommen Motivation auch für das Hier und Heute.

7.2.5 Validation

Wer mit Alzheimer-Kranken spricht, sollte immer einfache, kurze und verständliche Sätze bilden und auf abstrakte Begriffe verzichten.

Im Zentrum dieser Methode steht das Bemühen, den Kranken in seinen Äußerungen, Gefühlen und Handlungen ernst zu nehmen. Der Begriff Validation bedeutet übersetzt „wertschätzen". Anstatt den verwirrten alten Menschen immer zu korrigieren, wenn er Personen verwechselt oder Gegenstände „falsch" benennt, respektiert man seine aktuelle Gefühlslage mit Ärger, Ängsten, Zorn oder Trauer, auch wenn sie für den Außenstehenden nicht nachvollziehbar ist. Das Annehmen der Gefühle schafft Vertrauen und gibt dem Patienten ein sicheres Gefühl.

Als Pflegender ändert man also, wenn man validiert, seine Grundhaltung, lässt sich auf die ganz andere Welt des Demenzkranken ein. Fragen an den Kranken werden einfach formuliert, das Gesagte wird wiederholt („gespiegelt"), Erinnerungen werden zugelassen. Nicht nur durch Worte äußert sich die Wertschätzung, sondern auch durch Berührungen, Streicheln oder einem Mitgehen in den Bewegungen des Kranken.

Validation setzt eine gute Kenntnis der Biografie des Patienten voraus. Sie leistet sowohl in der häuslichen Pflege als auch im Pflegeheim eine große Hilfestellung in der Betreuung demenzkranker Menschen.

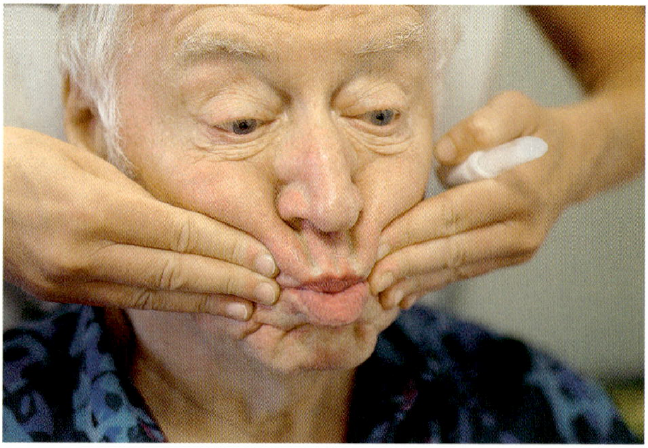

7.2.6 Logopädie

Die Logopädie befasst sich im Bereich der Demenzerkrankung mit der Behandlung von Sprachstörungen, den Störungen in der Wortfindung und Wortwahl, von Artikulationsstörungen, von Einschränkungen in der Stimmgebung und Schluckstörungen.

Ziel der logopädischen Behandlung von Demenzkranken ist es vor allem, die Kommunikationsfähigkeit des Patienten zu erhalten und nach Möglichkeit zu erweitern. Da die Krankheit kontinuierlich fortschreitet und schließlich mit dem gänzlichen Verlust der sprachlichen Ausdrucksfähigkeit einhergeht, sollte die logopädische Arbeit so früh wie möglich einsetzen.

Einem Begleitsymptom des späten Stadiums hat sich die Logopädie besonders angenommen: den Schluckstörungen. Wer nicht richtig schlucken kann, ist von Unter- oder Fehlernährung und Austrocknung in Folge von Wassermangel bedroht. Die Störungen werden durch eine Schwächung der Schluckmuskulatur bewirkt. Durch Stimulation des Schluckreflexes, Schlucktraining und Maßnahmen zur Verbesserung der Zungenbewegung kann der Logopäde die beeinträchtigten Funktionen verbessern. Auch hier nimmt die Beratung der pflegenden Angehörigen einen hohen Stellenwert ein.

7.2.7 Physiotherapie

Die Physiotherapie hat ihren Schwerpunkt in der Krankengymnastik und wird verstanden als eine Reiz- und Regulationstherapie. Die gezielte Bewegung unter fachlicher Anleitung soll bei den Betroffenen krankhafte Muskel- und Skelettzustände sowie gestörte Bewegungsmuster bessern oder sogar heilen.

Zur Behandlung gibt es spezielle Techniken, die sich aus Bewegungsformen des Sports und der Gymnastik für Gesunde sowie Bewegungsabläufen aus dem Alltag ableiten. Andere Verfahren der physikalischen Therapie sind Massage, Elektrotherapie oder Hydrotherapie, die – wenn erforderlich – ergänzend und unterstützend kombiniert werden.

Durch geeignete Physiotherapie können sich Betroffene viele körperliche Fähigkeiten länger erhalten, zum Beispiel das Koordinationsvermögen. Physiotherapeuten können auch Techniken vermitteln, mit denen sich Stürze vermeiden oder gut abfangen lassen,

Sprach- und Sprechtherapie kann der Arzt verordnen, der die Störung diagnostiziert hat.

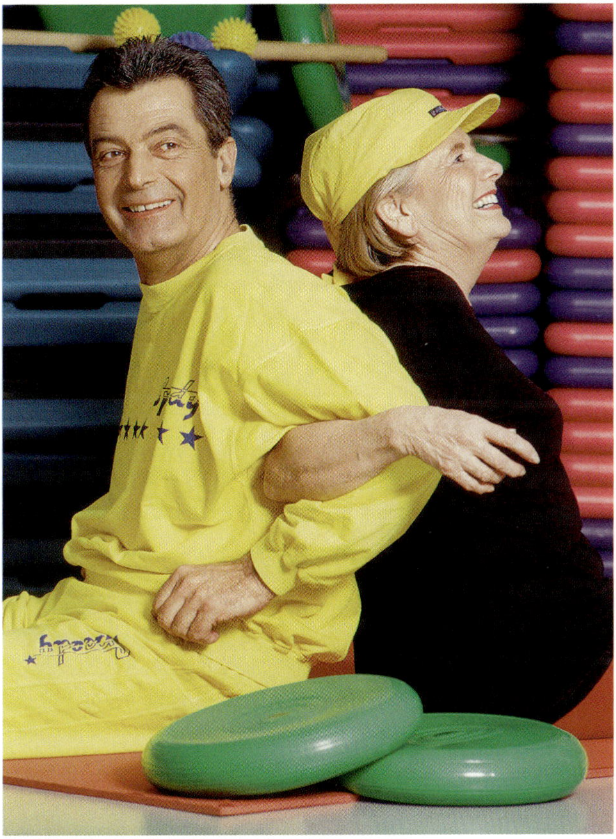

Kein Patient sollte ohne krankengymnastische Betreuung bleiben, auch nicht im späten Stadium der Demenzerkrankung.

eine sehr wichtige Prophylaxe für Demenzpatienten.

Patienten mit Demenz leiden an vielfältigen Störungen. Der Physiotherapeut kann mit seinen Behandlungen nicht nur Muskeln, Knochen und Sehnen positiv stimulieren, Schmerzen lindern und die Beweglichkeit fördern, sondern auch Orientierungs- und Aufmerksamkeitsstörungen, Antriebslosigkeit und Bewegungsunlust positiv beeinflussen. Viele Studien haben inzwi-

Visite-Interview

Snoezelen – Entspannung für Körper und Seele

Expertin: Sabine Riediger, Stadtdomizil Hamburg

Interviewpartnerin: Sabine Riediger, Stadtdomizil Hamburg, Lippmannstr. 19, 22769 Hamburg.

Sie bieten in Ihrem Pflegeheim gerade auch für Demenzkranke eine ganz besondere Therapie an, das Snoezelen. Was versteht man darunter?

Das Wort stammt aus dem Holländischen und ist zusammengesetzt aus „snuffelen" – schnüffeln, riechen und „doezelen" – dösen, schlummern.

Vorstellen muss man sich das so: Es wird mit vielen Mitteln versucht, die Sinne des Kranken anzusprechen. Lichtspiele an den Wänden, Düfte von Lavendel, Zitrone oder Myrrhe in der Luft – all das soll eine beruhigende Atmosphäre schaffen, die das Wohlbefinden steigert. Die Patienten können sich so auf einzelne Sinneswahrnehmungen, zum Beispiel das Tasten konzentrieren. Um das zu ermöglichen, werden bestimmte Reize gezielt eingesetzt und Störreize von außen so weit wie möglich abgeschirmt. Das Snoezelen in einem speziell gestalteten Raum bringt unseren Patienten vollkommene Entspannung. Wir verbinden es mit Massagen, Bewegungsbädern und Seniorengymnastik.

Snoezelen spricht alle Sinne des Patienten an.

Und selbst Patienten, die den Snoezelen-Raum nicht mehr aufsuchen können, müssen bei Ihnen nicht auf diese spezielle Entspannung verzichten?

Richtig. Für sie gibt es einen Snoezelen-Wagen, der mit bunten Tüchern, einem Projektor, einer Lavalampe und weiteren Snoezelen-Utensilien ausgestattet ist. So können wir die entspannende Atmosphäre mit Hilfe von Farben, Lichteffekten, Musik, Klängen und Wohlgerüchen auch im Krankenzimmer verbreiten. Und zum mobilen Snoezelen-Service gehört auch eine Massage mit aromatischen Ölen.

schen gezeigt, dass Bewegung auch die geistige Leistungsfähigkeit steigert und für die Seele gut ist. Wie behandelt wird, welche Techniken zur Anwendung kommen, wie oft trainiert werden soll, all das ist abhängig vom Zustand des Patienten.

7.2.8 Musik- und Kunsttherapie

Musik- und Kunsttherapie sind kreative Therapieformen, bei denen das nichtsprachliche Geschehen im Zentrum steht. Sie zielen auf die Wiederherstellung, Erhaltung und Förderung seelischer und körperlicher Gesundheit ab und bieten für die Arbeit mit dementen Patienten vielfältige Möglichkeiten.

Kunst und Musik sind Kommunikationsmittel, die auch dann funktionieren, wenn sich ein Mensch verbal, also mit Worten, nicht mehr gut mitteilen kann. Die Medien Musik und Kunst helfen, den Demenzpatienten zu fördern und zu aktivieren. Emotionen können geweckt und Erinnerungen hervorgerufen werden. Das wiederum schafft eine vertraute und angenehme Atmosphäre, löst Bewegungsaktivität aus und fördert das Miteinander zwischen den Patienten.

Wichtig ist in der therapeutischen Arbeit, die generationsspezifischen Kreativitätsformen zu finden und einzusetzen. Das Singen von altbekannten Wander- oder Kirchenliedern ist zum Beispiel für eine bestimmte Altersgrup-

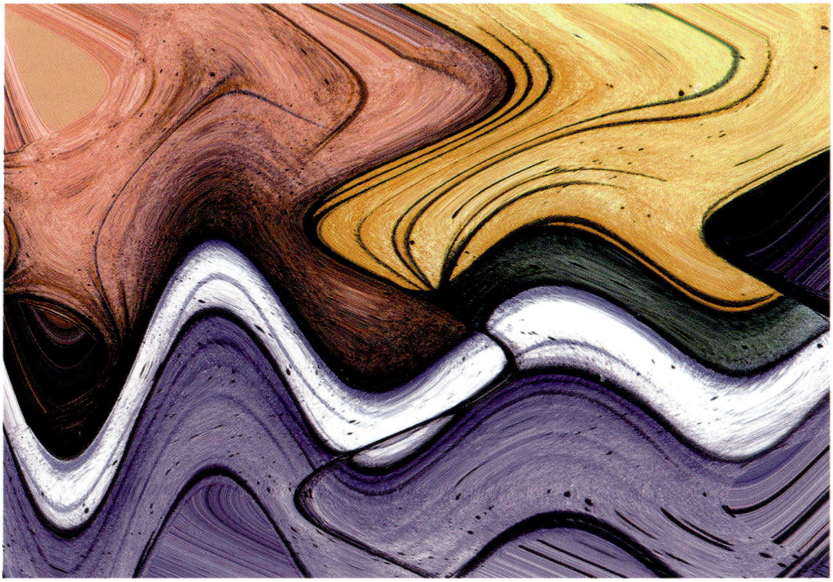

Informationen erhalten Sie bei der deutschen Gesellschaft für Musiktherapie, Libauer Straße 12, 10245 Berlin.

pe das richtige Mittel. Bei jüngeren Demenzkranken müssen andere Formen gesucht werden. Um für jeden Patienten die richtigen Therapieinhalte zu finden, muss auch hier wieder die Biografie des Kranken erfragt und einbezogen werden.

Interviewpartner: Bernd Ebener, pflegen & wohnen Holstenhof, Elfsaal 20, 22043 Hamburg.

Visite-Interview

Musik hilft leben

Experte: Bernd Ebener, Musiktherapeut in der Einrichtung „pflegen & wohnen Holstenhof" in Hamburg

Sie arbeiten mit Menschen, die an Demenz in verschiedenen Stadien leiden und setzen auf Musik. Warum ?

Musik kann Geborgenheit vermitteln, Gänsehaut verursachen und zu Tränen rühren. Wie Musik wirkt, ist situationsabhängig und von Mensch zu Mensch verschieden. Experten vermuten, dass das mit Ereignissen in der Vergangenheit zusammenhängt. Jeder Mensch hat seine eigene musikalische Lebensgeschichte.

Deshalb spielt die Musik bei der Begleitung demenzkranker Menschen eine große Rolle. Melodien, Klänge und Rhythmen werden dort eingesetzt, wo die übliche verbale Kommunikation versagt, um einen Kontakt aufzubauen und zu gestalten. Musik ist bei dementen Menschen zudem ein wirksames Mittel, um frühere Erfahrungen und Erlebnisse wieder zu wecken. Dies basiert auch auf neurophysiologischen Zusammenhängen: Durch das Hören von Musik und durch eigenes Musizieren (Rezeption und Produktion von Musik) werden konkrete Verschaltungen im Gehirn angeregt, so z. B. die für die Sprache zuständigen Areale mit denen für Bewegungen.

Was beobachten Sie bei den Patienten, wenn Sie sich mit Ihnen in die Welt der Musik begeben?

Häufig scheinen Demenzkranke in ihrer eigenen Gefühlswelt gefangen zu sein. Musik kann helfen, diese gefühlsmäßige Starre zu verlassen und wieder aktiver am Leben teilzuhaben. So erinnern sich Patienten oft problemlos an Texte alter Kinder- und Jugendlieder. Wenn sie erklingen, folgen häufig spontan ein Tänzchen oder rhythmische Bewegungen. Die Klänge werden zum Ausdruck der eigenen Empfindungen – für Freude ebenso wie für Trauer – und bewirken so Kontakt zu sich selbst und anderen und damit Lebensqualität.

Klänge werden dort eingesetzt, wo Worte fehlen.

Gern möchte ich hier als weiterführende Literatur das Buch von Dorothea Muthesius: „Musikerfahrungen im Lebenslauf alter Menschen" empfehlen (Vincentz-Verlag, Hannover).

7.2.9 Verhaltenstherapie

Für Patienten mit einer beginnenden Alzheimer-Demenz wurde 1999 ein spezielles psychotherapeutisches Verfahren entwickelt, das „Verhaltenstherapeutische Kompetenztraining". Ziel dieser Gesprächspsychotherapie ist zunächst, Patienten, bei denen gerade die belastende Diagnose Alzheimer gestellt worden ist, seelisch zu unterstützen.

Vor allem Fragen nach den zukünftigen Lebensperspektiven sollen beantwortet werden. Denn schon das Wissen um die Diagnose verunsichert den Patienten, was dazu führt, dass er sich selbst wenig zutraut.

Vorschnell werden deshalb oft lieb gewonnene Gewohnheiten aufgegeben, schwierige Situationen werden von vorneherein gemieden, um nicht Gefahr zu laufen, an die Grenzen des eigenen Gedächtnisses zu stoßen. Aus diesem Grunde ziehen sich viele Betroffene auch zunehmend von Freunden und Bekannten zurück. Die Angst, etwas falsch zu machen, kann schon frühzeitig zur völligen Passivität, zu einem Vermeidungsverhalten führen.

Interessen-, Antriebslosigkeit und soziale Isolation sind dann die unmittelbaren Folgen. Selbstsicherheit und Selbstbewusstsein schwinden.

Die Therapie beginnt mit einer umfassenden Information und Aufklärung der Betroffenen und deren Angehörigen über die Erkrankung.

Es werden Wege aufgezeigt und Verhaltensstrategien entwickelt, die individuell vorhandenen Fähigkeiten wahrzunehmen und zu nutzen. Gleichzeitig sollen Überforderung, Stress und Ängste abgebaut werden. Zu den Zielen der Therapie zählen Selbstsicherheit und Selbstbild zu stützen und Lebensperspektiven mit und trotz der Erkrankung zu entwickeln. Sozialer Rückzug und depressive Erkrankungen sollen verhindert werden. Die Therapie wird meist einzeln oder in kleinen Gruppen mit dem Betroffenen durchgeführt. In der Regel werden Angehörige oder andere Bezugspersonen in den Therapieprozess einbezogen. Denn Patienten und deren Angehörige bedürfen gleichermaßen der Ermutigung. Zudem können Angehörige den Betroffenen bei der Umsetzung ihrer Vorhaben unverzichtbare Unterstützung leisten.

In der Verhaltenstherapie werden Lebensperspektiven erarbeitet.

7.2.10 Familientherapie

Um das Familienleben zu stabilisieren und zu fördern, hat sich die Familientherapie als sehr nützlich erwiesen. Die Familienstrukturen werden untersucht und aufgeschlüsselt: Wie war das Familienleben vor der Erkrankung, wie wurde der Umgang miteinander in guten wie auch in schlechten Zeiten bewältigt? Wer hatte im alltagspraktischen und organisatorischen Bereich welche Aufgaben übernommen? An welcher Stelle wünscht sich der Betroffene Entlastung oder Unterstützung durch die Familie?

Ängste, die mit der Krankheit einhergehen, kommen für alle Beteiligten zur Sprache. Wichtig ist z. B. die Sorge des Erkrankten, von seiner Familie allein gelassen zu werden, aber auch die Angst, zur Last zu fallen. Geklärt wird in der Familientherapie, was welches Familienmitglied – unter Berücksichtigung seiner eigenen Situation und Lebensplanung – für den Erkrankten leisten kann. Welche Erwartungen haben die anderen? Kann Fremdhilfe eingeplant werden? In einer guten Familientherapie werden auch Wissen über und Verständnis für die schwere Krankheit vermittelt und gemeinsam Perspektiven erarbeitet.

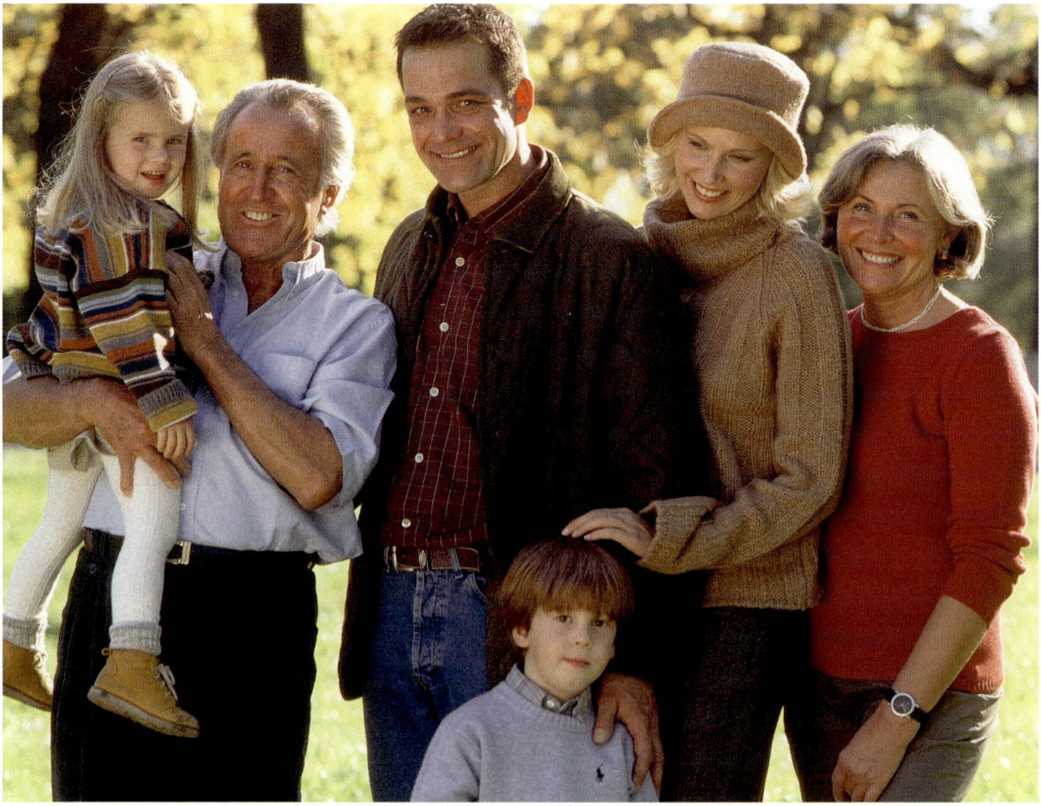

8 Altern in Würde – Betreuung und Pflege

Die Pflege eines Demenz-Patienten ist für die betreffenden Menschen mit erheblichen Belastungen verbunden. Betreuung und Pflege erfordern sowohl ein hohes Maß an Kraft als auch die nötigen Kenntnisse.

8.1 Tipps für die Pflege zu Hause

1,5 Millionen Menschen werden zu Hause betreut.

Rund 1,5 Millionen Pflegebedürftige werden zu Hause betreut. Die meisten von ihnen leiden unter Demenz. Sie sind vor allem im Spätstadium auf intensive Betreuung und Pflege rund um die Uhr angewiesen. Ihre Angehörigen sind meist allein für Pflege und Wohlbefinden verantwortlich. Das stellt eine ungeheure Last dar. Für die Angehörigen bedeutet die Alzheimer-Erkrankung eines Familienmitgliedes eine große Herausforderung. Die Organisation des Alltags muss auf die besonderen Bedürfnisse des Patienten abgestimmt werden. Demenzkranke sind zunächst vor allem auf seelische und im Verlauf der Erkrankung zunehmend auf praktische Unterstützung angewiesen. Der Pflegeaufwand steigt also stetig an und die Pflege selbst ist zunehmend auch von einem hohen Maß an Fähigkeiten und Fertigkeiten seitens der Betreuer geprägt.

Meist bleibt den pflegenden Personen wenig Zeit für ein persönliches Leben, für ihr Privatleben. Eine belastende Situation, die ein hohes Maß an Kraft, Willen und auch an Kenntnis erfordert. Denn es geht nicht nur darum, den Betroffenen noch irgendwie am Leben zu erhalten, sondern ihm so lange wie möglich ein lebenswertes Leben zu erhalten.

Visite-Tipp

für Familienangehörige und Freunde

- Gehen Sie offen mit der Krankheit um.
- Informieren Sie sich ausreichend über das Krankheitsbild und die Behandlungsmöglichkeiten.
- Vernachlässigen Sie Ihre Freunde nicht.
- Vernachlässigen Sie Ihre eigenen Interessen nicht.
- Nehmen Sie die Angebote von Selbsthilfegruppen wahr.
- Wägen Sie Möglichkeiten und Grenzen der familiären Betreuung ab.
- Die ganze Familie sollte einbezogen werden, auch die Enkel.
- Nehmen Sie Unterstützungsangebote in Ihrer Region wahr, planen Sie Fremdhilfe ein.
- Diskutieren Sie mit dem Erkrankten über die Pflege- und Betreuungsmöglichkeiten bei fortgeschrittener Erkrankung. Nehmen Sie seine Interessen wahr.
- Planen Sie die Zukunft mit der Krankheit.
- Sorgen Sie für Ihre eigene Gesundheit.

Die Kenntnisse für eine gute Pflege müssen sich die Angehörigen oft erst erwerben. Möglich ist das in Kursen der Krankenkassen, bei Selbsthilfegruppen, natürlich beim behandelnden Arzt und bei Therapeuten, die den Kranken betreuen. Man sollte auch wissen, dass ohne Unterstützung durch Pflegedienste und Therapeuten, die ins Haus kommen, meist keine qualifizierte Pflege möglich ist. In diesem Sinne sollten Angehörige immer aktiv nach Hilfe suchen und das möglichst nicht erst, wenn sie selbst bereits überfordert sind. Wissen um den richtigen Umgang mit den Erkrankten, Wissen um entlastende Therapieformen und Betreuungsmöglichkeiten in der Umgebung bringen Entlastung.

Angehörigen, die einen Demenzkranken pflegen und begleiten, fällt auch der Umgang mit den Verhaltensänderungen (wie Depressionen oder zunehmende Aggressivität) leichter, wenn sie frühzeitig und gründlich über das Krankheitsbild informiert werden. Informationsprogramme und Informationsveranstaltungen der Alzheimer Gesellschaft können hierbei sehr hilfreich sein.

Es ist ganz wichtig, sich früh über mögliche Hilfen und Unterstützung zu informieren. Die erste Anlaufstelle kann hier der Arzt oder eine Beratungsstelle sein. Eine kompetente psychosoziale Beratung sollte Sie informieren können über:

- Gesetzliche Betreuung, Patientenverfügungen, Vollmachten
- Sozialämter, Pflegekassen, Krankenkassen und Sozialleistungen der Versorgungsämter
- Psychosoziale Familienberatung, Patienten- und Angehörigenberatung
- Krankengeld und Erwerbsunfähigkeitsrente
- Beratung in Widerspruchsangelegenheiten
- Therapeutische Hilfen wie Ergotherapie, Gedächtnistraining usw.
- Patiententreffs, Hilfe für Angehörige, Selbsthilfegruppen
- Betreutes Wohnen, Wohn- und Pflegeprojekte für die Rund-um-die-Uhr-Versorgung, ambulante und teilstationäre Pflege- und Betreuungsangebote
- Ehrenamtliche Begleitangebote
- Technische Hilfsmittel, Wohnraumanpassung
- Nichtmedikamentöse Unterstützungsangebote sowie Aufklärung über die Erkrankung

Beratungsstellen helfen bei der Suche nach Perspektiven.

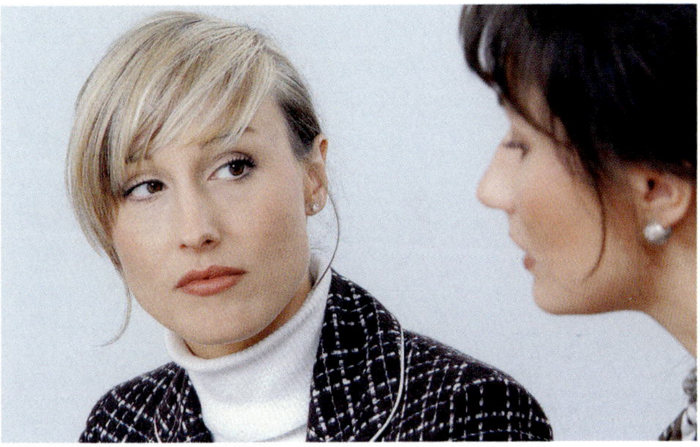

Interviewpartner: Dr. med. Jens Bruder, Beratungsstelle für ältere Bürger, Heidbergstr. 28, 22846 Norderstedt.

Visite-Interview

Alzheimer-Kranke zu Hause betreuen

Experte: Dr. Jens Bruder, Nervenarzt und Gerontologe, Beratungsstelle für ältere Bürger und ihre Angehörigen, Norderstedt

Der an Alzheimer Erkrankte wird meist zu Hause betreut. Wie sollte das Zuhause gestaltet sein, damit sich der oft ja bereits orientierungslose und in seiner Beweglichkeit eingeschränkte ältere Mensch zurechtfindet?
Alzheimer-Betroffene brauchen eine einfache, überschaubare und unkomplizierte Umwelt. Zu Hause helfen Hinweisschilder in der Wohnung, Symbole an Türen und farbige Kennzeichnung der Wege. Gut sind große, gut lesbare Uhren und ständig eine ausreichende Beleuchtung, um sich in der Umgebung zurechtzufinden. Man sollte auch dafür sorgen, dass der Patient durch seine Vergesslichkeit und Verwirrtheit weder sich noch andere Menschen in Gefahr bringt. Das Risiko von Feuer, Unfällen oder Stürzen kann mit etwas Voraussicht auf ein Minimum reduziert werden. Beseitigen sollte man zum Beispiel Gefahrenquellen, wie „Stolperfallen", die durch hoch stehende Teppichränder oder Kabel entstehen. Vermeiden sollte man auch Lärm und laute Nebengeräusche in der Nähe des Kranken. Solche Veränderungen aber muss man immer behutsam und schrittweise durchführen, angepasst an das augenblicklichen Stadium der Krankheit.

Was können Angehörige tun, um den Betroffenen noch so gut wie möglich am Leben teilhaben zu lassen?
Für Alzheimer-Erkrankte ist es besonders wichtig, ihre Fähigkeiten so lange wie möglich zu erhalten. Das können unterschiedliche Reize bewirken. Vertraute Musik hören zum Beispiel oder aber selbst musizieren und singen. Man kann sich gemeinsam Fotoalben und Bücher anschauen und mit dem Betroffenen über Ereignisse in seinem Leben reden. Das hilft ihm, seine allmählich untergehende Identität, also „die letzten Erinnerungsinseln" länger zu bewahren.
Blumen und unterschiedliche Kräuter stimulieren den Sinn für Farben und Gerüche. Der Tastsinn kann durch Berührungen verschiedener Materialien aber auch durch spezielle Übungen zum Beispiel mit Igelbällen sensibilisiert werden.

»

«

Manche wollen es besonders gut machen und dem Kranken alles zugute kommen lassen, was es gibt …

Da bei Demenzkranken das Neulernen und das Erinnern besonders beeinträchtigt sind, können sie durch ein zu ehrgeiziges Training überfordert werden. Therapeuten und Angehörige sollten versuchen, die begrenzten Bewältigungsmöglichkeiten der Betroffenen zu berücksichtigen, ohne sie zu unterfordern. Man sollte versuchen, die Fähigkeiten zu fördern, die noch am besten erhalten sind. Praktische Tätigkeiten, gemeinsames Singen und Musizieren, Basteln oder Spaziergänge vermitteln Freude und lassen so den Betroffenen am Leben teilhaben. Dies wirkt sich meist positiv auf die Gedächtnisleistung aus und kann die Lebensqualität der Patienten verbessern. Das Selbstvertrauen des Betroffenen sollte gestärkt und nicht geschwächt werden. Ängste und Sorgen des Patienten müssen immer ernst genommen werden. Und man sollte vor allem dem Erkrankten helfen, wenn es um die Umsetzung seiner Interessen und Wünsche geht.

Wie wichtig ist der Tagesrhythmus für den Demenzkranken?

Demenzpatienten sollten so lang wie möglich aktiv an den täglichen Prozessen im Haushalt teilnehmen. Dabei hilft ein geregelter, gleich bleibender Tagesablauf. Die Einhaltung eines solchen Tagesrhythmus bei der alltäglichen Arbeit (Baden, Anziehen, Kochen, Aufräumen und Waschen) gibt Halt und kann gedrückte Stimmung und Unruhezustände lindern. Hilfreich sind auch täglich in den Tagesablauf eingeplante Aktivitäten, wie Singen, Musizieren, Malen und Spazieren gehen. Sie geben dem Betroffenen die Chance, seine Gefühle ohne Worte auszudrücken. Dies ist in einem Stadium, in dem die Verständigung über die Sprache immer schwieriger wird, besonders hilfreich.

Ein täglicher, möglichst auch längerer Spaziergang tut den Kranken gut. Die Realität sieht allerdings oft anders aus. In manchen Heimen gibt es nur Dämmerlicht, und das Bewegungsangebot ist dürftig. Darunter verstärken sich Schlafstörungen, die ohnehin zu den häufigsten Gründen für eine Heimunterbringung von Demenzkranken gehören.

Wie kann man den häufig gestörten Schlaf für die Betroffenen verbessern?

Ein strukturierter Tagesablauf mit klarer Hell-Dunkel-Abgrenzung zum Beispiel kann den Schlaf-Wach-Rhythmus stabilisieren. Es sollte klare Regeln zur Schlafhygiene geben: keine großen Mahlzeiten vor dem Zu-Bett-Gehen, keine größeren Alkoholmengen, feste Rituale beim Zu-Bett-Gehen, ein gut gelüftetes, ruhiges Schlafzimmer.

Empfehlenswert ist die Broschüre „Verwirrt, verschroben, abgeschoben. Verhaltensänderungen bei Demenzpatienten“ vom Deutschen Grünen Kreuz.

8.1.1 Pflege und Hygiene von Demenzkranken

Die Tipps und Hinweise für die Pflege des Demenzkranken zu Hause basieren auf den Empfehlungen von Experten.

Baden und Duschen

Der Verlust der Eigenständigkeit kann für die Betroffenen sehr unangenehm sein, besonders wenn es sich um die Intimpflege handelt. Für die Pflegenden stellt die Intimpflege eine doppelte Herausforderung dar. Zum einen überschreiten sie die intimen Grenzen ihres Angehörigen und zum anderen müssen sie mit den Widerständen der Betroffenen umgehen.

Viele Demenzkranke lassen sich nicht gerne baden. Sie äußern ihren Widerstand, indem sie z. B. schreien oder um sich schlagen. Vielleicht haben sie Angst vor dem Baden, empfinden es als unangenehm oder auch schmerzhaft. Pflegende können das Baden für die Betroffenen erleichtern, indem sie versuchen, mögliche Unannehmlichkeiten auszuschalten.

Visite-Tipp

Demenzkranke baden

- Vermeiden Sie Kälte, sorgen Sie für angenehme Raum- und Wassertemperatur (nicht zu heiß!).
- Sprechen Sie mit dem Betroffenen, sagen Sie immer im Voraus, was Sie machen.
- Geben Sie dem Betroffenen ein sicheres Gefühl z. B. durch rutschfeste Badeschuhe und Haltegriffe in der Badewanne.
- Respektieren Sie das Schamgefühl. Manche Betroffene sind sich ihrer Nacktheit sehr bewusst und fühlen sich sicherer, wenn sie während des Badens ein Handtuch vor ihren Körper halten können.
- Vermeiden Sie, dass beim Haare waschen Wasser in die Augen des Betroffenen gelangt, verwenden Sie evtl. zum Schutz ein Handtuch.
- Manchmal kann es am besten sein, ganz auf das Baden zu verzichten. Duschen reicht meistens aus und ist auch im Sitzen möglich.

Zur Toilette gehen

Menschen mit Demenz leiden häufig unter einem unfreiwilligen Abgang von Harn und Stuhl (Inkontinenz). Dies kann auch durch Medikamente oder Stress verursacht sein. Wenn eine Inkontinenz neu auftritt, sollten mögliche Ursachen, wie z. B. eine Blasenentzündung oder Medikamentennebenwirkungen, vom Arzt ausgeschlossen werden. Denn wünschenswert ist es, dass der Demenzkranke so lange selbstständig zur Toilette geht wie möglich. Dabei geht es vor allem darum, zu trainieren, den Urin, Stuhl bis zum Toilettengang anzuhalten. Das kann man durch folgende Maßnahmen erreichen:

- Notieren sollte man als Patient selbst, als Angehöriger oder Pflegeperson, wann wie viel getrunken wurde und wann die Blase mit wie viel Urin entleert wird. Als nächsten Schritt kann mit einer Art Blasentraining begonnen werden, bei dem die Blasenentleerung immer bis zu einem bestimmten Zeitpunkt hinausgezögert wird.
- Der Stuhlgang sollte immer nach der gleichen Hauptmahlzeit erfol-

gen. Befördern kann man den Stuhlgang zu diesen Zeiten durch Bauchmassage und Dampfbäder in der Toilettenschüssel. Gegen Verstopfung hilft ebenfalls ein zeitlich regelmäßiger Toilettengang, an den der Demenzkranke erinnert werden muss, da er ihn alleine vergisst. Klistiere oder Zäpfchen können eine Verstopfung in den meisten Fällen beseitigen.

Visite-Tipp

Hilfreich für die Betroffenen

1. Optische Orientierungshilfen an der Badezimmertür, auf dem Badezimmerboden und auf dem Toilettenrand helfen dem Betroffenen, sich zurechtzufinden.
2. Vermeiden Sie im Badezimmer Gegenstände, die mit einer Toilette verwechselt werden könnten, wie z. B. Eimer und Körbe.
3. Führen Sie ein Inkontinenz-Tagebuch. Versuchen Sie herauszufinden, wann die „Unfälle" passieren. Wenn sie in regelmäßigen Abständen auftreten, sollten Sie den Betroffenen rechtzeitig zum Toilettengang ermutigen.
4. Stellen Sie sicher, dass der Betroffene keine Probleme beim Entkleiden hat.

Zahnpflege bei Demenzkranken

Eine sorgfältige Mundhygiene ist manchmal eine große Herausforderung. Das Zähneputzen wird oft dadurch erschwert, dass die Betroffenen Hilfe von Pflegenden ablehnen. Sie können dem Kranken helfen, indem Sie:

- kurze, einfache Anweisungen geben,
- mit Hilfe eines Spiegels das Zähnebürsten zeigen,
- auf eine regelmäßige Zahnpflege nach jeder Mahlzeit achten,
- täglich den Mundgaumen und die Zahnprothesen reinigen.

Wenn Schwierigkeiten auftreten, weil der Betroffene den Mund nicht öffnet, können Sie beim Zahnarzt Hilfsmittel bekommen.

Mangelhafte Mundhygiene kann zu Essstörungen führen.

Bedenken Sie, dass Zahn- oder Mundprobleme zu Schmerzen beim Essen oder sogar zur Verweigerung der Nahrungsaufnahme führen können. Setzen Sie sich deshalb bei Problemen der Mundhygiene mit dem Zahnarzt in Verbindung. Dieser muss auch regelmäßig den Zustand der Zähne und den Sitz von Zahnersatz und Prothesen kontrollieren und gegebenenfalls korrigieren.

An- und Auskleiden von Demenzkranken

Kleidung ist ein Ausdruck der Persönlichkeit und für die Selbstachtung von Bedeutung. Daher ist es wichtig, dass der persönliche Geschmack der Betroffenen auch bei der Kleiderwahl noch so lange wie möglich berücksichtigt wird. Folgendes kann für den Menschen mit Demenz das An- und Ausziehen erleichtern:

- Vereinfachen Sie die Auswahl, indem Sie den Betroffenen zwischen jeweils zwei Möglichkeiten auswählen lassen.
- Bereiten Sie das Ankleiden vor. Legen Sie die Kleidung in der Reihenfolge übereinander, in der sie angezogen werden soll.
- Wählen Sie einfache und bequeme Kleidung aus. Vermeiden Sie Kleidung, die der Betroffene nicht selber an- und ausziehen kann.

Pflegekurse für Angehörige organisiert die Asklepios Klinik Harburg der LBK Hamburg GmbH.

Visite-Tipp

Auf Gewohnheiten achten

Wenn möglich, sollten die persönlichen Gewohnheiten der Menschen mit Demenz bei allen Aktivitäten der persönlichen Pflege berücksichtigt werden. Wenn Sie dem Betroffenen helfen, versuchen Sie geduldig und kreativ zu sein. Vorgehensweisen, die gestern noch erfolgreich waren, funktionieren heute vielleicht nicht mehr – seien Sie daher nachsichtig und flexibel, auch wenn dies sicher leichter gesagt als getan ist! Ablehnendes Verhalten und Wutausbrüche des Betroffenen sind zumeist nicht persönlich gemeint, sondern drücken eine allgemeine Unsicherheit und Unzufriedenheit mit der abnehmenden Selbstständigkeit aus.

Nicht selten kommen pflegende Angehörige durch die seelische und vor allem körperliche Belastung an ihre Grenzen. Vor allem, wenn Demenzkranke gehoben oder gestützt werden müssen, treten für den oftmals selbst bewegungseingeschränkten Partner bei der Betreuung große Schwierigkeiten auf. Das Allgemeine Krankenhaus Harburg in Hamburg bietet Angehörigen kostenlos Hilfestellungen. In neuartigen Kursen lernen die Pflegepersonen, wie sie die noch vorhandenen Bewegungen der Kranken sinnvoll unterstützen und so Kraft sparen und ihren Rücken schonen können. Mit Hilfe der so genannten Konzepte der Kinästhetik üben die Kursteilnehmer, die Selbstständigkeit und Eigenbewegungen ihres Angehörigen zu stärken. Die Pflegenden lernen auch, ihren eigenen Körper wahrzunehmen und können dadurch ihre Kranken besser unterstützen. Die Techniken helfen den Pflegebedürftigen, ihre verbliebenen Kräfte sinnvoll einzusetzen. Sie werden wieder mobiler und aktiver.

8.1.2 Essen

Ältere Menschen haben meist generell weniger Hunger und Durst. Da kann es manchmal ziemlich schnell und für Außenstehende unerwartet zu Mangelernährung und Flüssigkeitsmangel kommen. Bei Demenzkranken ist die Gefahr besonders hoch. Mangelzustände gibt es nach Statistiken vor allem bei Folsäure, die für intakte Blutgefäße verantwotlich ist, Kalzium, dem unersetzbaren Knochenstabilisator, und dem für den Stoffwechsel wichtigen Spurenelement Jod.

Meist wird diese Unterversorgung durch Medikamente, die Appetit und Nährstoffhaushalt verändern, oder auch durch Depressionen verursacht, die oft zu Appetitverlust und Essunlust führen. Schuld sein können aber ebenso Probleme beim Kauen und Schlucken, Bewegungsstörungen, falsche Zubereitung der Nahrung oder einfach auch das Vergessen der Mahlzeiten.

Nicht nur wenig zu essen kann zum Problem werden. In jedem Stadium der Demenz kann es vorkommen, dass der Kranke sowohl zu wenig als auch zu viel isst. Beides kann Nachteile mit sich bringen. Bei Gewichtszunahme sind besonders fettreiche Speisen zu meiden bzw. einzuschränken, z. B. Wurst, fetter Käse, Torten usw.

Bedenken sollten Angehörige oder Pflegepersonen jedoch immer, dass Essen eine der wenigen verbleibenden Freuden des Patienten ist. Man sollte deshalb immer versuchen herauszufinden, was dem Kranken besonders schmeckt. Welche Speisen hat er in seinem Leben immer gerne gegessen, was erinnert ihn auch beim Essen an frühere, bessere Zeiten?

Der salzige Geschmack wird von

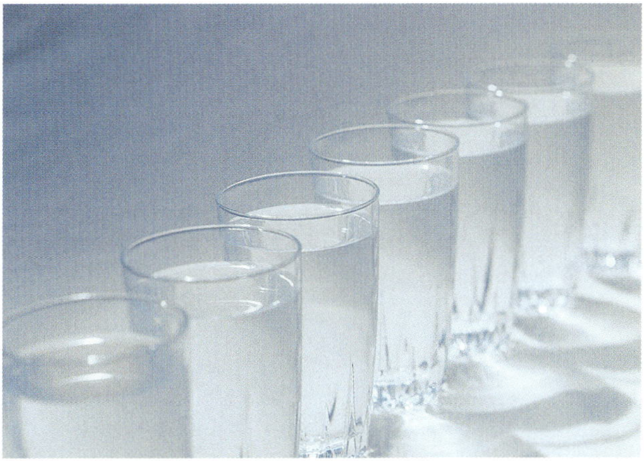

Alzheimer-Patienten oft als schlecht empfunden. Der Geschmackssinn für süß bleibt noch lang erhalten. Gerne gegessen werden Süßspeisen, Breie mit Bananengeschmack sind sehr beliebt. Zuckerstreusel oder Brösel werden von einigen Betroffenen als Fremdkörper empfunden, auf die sie mit Erbrechen reagieren können. Speisen, die sie aus Kindheit und Jugend kennen, schmecken den Patienten meistens am besten. Man tut also gut daran, diese Speisen zuzubereiten.

Was für Gesunde gilt, trifft auch auf Demenzkranke zu: Die Ernährung sollte gesund sein. Es sollte auf eine ballaststoffreiche Ernährung geachtet werden, viel frisches Obst und Gemüse also. 60 Prozent der benötigten Energiemenge sollte aus Kohlenhydraten gewonnen werden, aus Brot, Kartoffeln und Nudeln.

Wichtig ist auch die Zufuhr ungesättigter Fette (Linolsäure). Auf dem

Pflegende Angehörige sowie Ärzte und Pflegepersonal müssen bereits bei den ersten Anzeichen einer Mangelernährung eingreifen!

Speiseplan sollte deshalb viel Fisch stehen, mageres Geflügel, Milch, Salate mit Speiseölen aus Raps, Oliven, Lein. Auf ausreichendes Trinken ist natürlich immer zu achten.

Essen ist auch für den Kranken immer ein sinnliches Erlebnis, was man ihm so angenehm wie möglich gestalten sollte. Das bedeutet vor allem, dass der Kranke alle Mahlzeiten in Gemein-

Visite-Tipp

Essen mit Demenzkranken

- Lassen Sie den Kranken stets zur gleichen Zeit, im gleichen Raum, am selben Tisch und am selben Platz essen.
- Lassen Sie den Kranken so lange wie möglich alleine essen, auch wenn er „dauernd kleckert". Geben Sie, wenn möglich, nur wenig Hilfestellung: Besteck mit großen Griffen, abwaschbare Tischdecken, strapazierfähige Kleidung (keine Babylätzchen!), rutschfeste Unterlagen für Geschirr. Legen Sie das richtige Besteck in der richtigen Reihenfolge hin.
- Schaffen Sie Essrituale. Lassen Sie den Patienten im Kreis der Familie oder der Pflegegemeinschaft essen.
- Achten Sie auf ausreichende Zufuhr von Flüssigkeit; der Kranke muss mindest 1,5 Liter pro Tag trinken.
- Sitzen Sie dem Patienten so gegenüber, dass er Ihre Bewegungen gut sehen kann.
- Servieren Sie wenige Speisen auf einmal und die in kleinen Portionen.
- Schneiden Sie die Speisen möglichst klein und achten Sie auf leichte Kaubarkeit.
- Richten Sie das Essen ansprechend an – auch der Demenzkranke isst mit den Augen.
- Achten Sie auf die richtige Temperatur, servieren Sie das Essen nicht zu heiß.
- Der Patient sollte beim Essen keinen Zeitdruck verspüren.
- Lebt der Patient noch allein, sollten die Lebensmittelvorräte pro Woche zweimal kontrolliert werden, um zu vermeiden, dass der Patient verdorbene Ware isst.
- Achten Sie auf Schluckstörungen. Fehlschlucken in die Luftröhre kann zu Lungenentzündung führen oder bei zu großen Bissen zum Ersticken.

Essrituale sind für Demenzkranke wichtig.

schaft einnehmen sollte. Dazu gehört natürlich ab einem gewissen Krankheitsstadium auch die Unterstützung beim Essen, die für die meisten Demenzkranken im fortgeschrittenen Stadium nötig wird. Die Eigenständigkeit des Patienten sollte jedoch auch beim Essen so lange wie möglich erhalten bleiben, auch wenn das oft mit vielen Umständen und manchmal auch Unannehmlichkeiten für die Angehörigen verbunden ist.

Was tun bei Schluckstörungen?

Wenn Schluckstörungen, meist im fortgeschrittenen Stadium der Demenz, zu einer sehr eingeschränkten Nahrungsaufnahme führen, müssen Ärzte und Pflegepersonen zu anderen Hilfsmitteln greifen. Zunächst wird versucht, den Betroffenen mit püriertem Essen noch halbwegs normal zu ernähren. Eine andere Möglichkeit ist, auf Flüssigernährung umzusteigen, auch Astronautenkost genannt. Hier muss der Arzt beraten und die entsprechenden Mittel verordnen.

Bei hochgradigen Schluckstörungen werden Sonden verwendet, die über Mund oder Nase in den Magen eingeführt werden. Noch eine Möglichkeit der Nahrungseinführung geht über die Bauchdecke in den Magen. Der Umgang mit diesen Sonden ist nicht schwer – per Fertigspritze wird der Nahrungsbrei direkt in den Magen gespritzt. Sonden über die Bauchdecke sind meist angenehmer für den Patienten. Er verspürt kein Fremdkörpergefühl und bekommt eine fertige Sonderkost. Vorübergehend kann eine gestörte Essfunktion auch mit einer intravenösen Infusion überbrückt werden.

8.1.3 Was tun, wenn ein Notfall eintritt?

Ein Notfall ist eine starke Verletzung, z. B. nach einem Sturz. Ein Notfall sind auch Atembeschwerden, die neu auftreten und/oder sich rasch verschlechtern, besonders dann, wenn diese Atembeschwerden mit einer Erhöhung der Körpertemperatur, also Fieber, auftreten. Alte Leute bekommen oft kein hohes Fieber. Deshalb kann auch eine leicht erhöhte Körpertemperatur, wenn sie zusammen mit Atembeschwerden auftritt, für eine Lungenentzündung sprechen.

Ein Notfall sind auch neue und in relativ kurzer Zeit auftretende Bewusstseinsstörungen. Der Betroffene ist plötzlich nicht mehr ansprechbar und reagiert nicht auf Berührungen.

Auf einen Notfall sollte man immer vorbereitet sein.

Ernst zu nehmen ist auch eine ungewöhnlich schnelle Verschlechterung des allgemeinen Zustandes oder bereits bestehender Krankheitszeichen. Dies gilt vor allem für Patienten mit vaskulärer, d. h. gefäßbedingter Demenz, die bereits einen oder mehrere, vielleicht sogar unbemerkte Schlaganfälle erlitten haben. Eine rapide Verschlechterung bereits bestehender Beeinträchtigungen – zum Beispiel Lähmungen – kann für einen erneuten Schlaganfall sprechen.

Wenn ein Notfall eintritt, bleibt wenig Zeit zum Überlegen. Betroffene und Angehörige sollten im Vorfeld abklären, was in diesem Fall zu tun ist.

Visite-Tipp

Vorbereitet sein auf den Notfall

1. Notieren Sie die Telefonnummer, unter der Sie im Notfall Hilfe erreichen können (Pflegedienst, Hausarzt, kassenärztlicher Bereitschaftsdienst, Rettungsdienst).
2. Betroffene und Angehörige sollten im Vorfeld darüber sprechen, ob sie im Falle eines lebensbedrohlichen Notfalls eine intensivmedizinische Behandlung (z. B. künstliche Beatmung) akzeptieren. Dokumentieren Sie die Entscheidung schriftlich und legen Sie das Dokument dem Arzt vor.
3. Fertigen Sie Kopien der wichtigsten Patientendokumente (Krankenhausentlassungsbriefe, Verfügungen, letzter Stand der Diagnostik) an.
4. Führen Sie eine aktuelle Medikamentenliste: Wie heißt das Medikament? In welcher Menge (Dosis) wird es eingenommen? Wie oft wird es eingenommen?

8.2 Beratung und Unterstützung – welche Form der Pflege ist passend?

Hilfe für Familien

Die Demenzkrankheit bürdet den pflegenden Angehörigen eine kaum vorstellbare Last auf. Sie kämpfen über viele Jahre mit Verhaltensweisen, bei denen alle gewohnten Lösungsstrategien versagen. Denn die Erkrankung ruft neben Gedächtnisverlust auch Stimmungsschwankungen, Unruhe und Aggressionen hervor, mit denen Angehörige oft zusätzlich zu der oft anstrengenden körperlichen Pflege fertig werden müssen. Sie haben oftmals rund um die Uhr Aufgaben der Betreuung und Pflege zu leisten, die sehr belastend sind und bei denen sie zunächst wenig Unterstützung finden. Schließlich müssen sie Abschied nehmen von einem geliebten Menschen. Dieser Belastung kann auf Dauer niemand ohne Unterstützung und Entlastung standhalten. Und niemand sollte das versuchen. Denn versagen die eigenen Kräfte vorzeitig, ist für den Kranken noch weniger vorgesorgt.

Es gibt inzwischen viele Beratungs- und Pflegeangebote, auch für Menschen, die die Pflege ihrer Angehörigen trotz großer Belastung dauerhaft nicht in fremde Hände geben wollen.

Beratungsstellen

In Beratungsstellen, z. B. der Alzheimer Gesellschaften, gibt es die Möglichkeit, sich von Fachleuten (Sozialarbeiter, Psychologen) über das Krankheitsbild und die damit verbundenen Aspekte, wie rechtliche und finanzielle Fragen, Unterstützungsangebote usw., in Einzelgesprächen zu informieren und beraten zu lassen.

Angehörigengruppen

Selbsthilfegruppen und Beratungsgruppen, die von Fachleuten geleitet werden, dienen dem Austausch von persönlichen Erfahrungen. Sie vermitteln Kenntnisse über die Krankheit, Anregungen und Ratschläge. Auch bieten sie die Möglichkeit, Gefühle der Hoffnungslosigkeit, Trauer, Schuld, Ärger oder Enttäuschung in einer Atmosphäre der Anteilnahme und des Verständnisses frei zu äußern. Diese Gruppen sind meist regional organisiert. Adressen erhält man ebenfalls über Selbsthilfegruppen wie die Deutsche Alzheimer Gesellschaft.

Als Angehöriger sollten Sie über die Sorge für den Betroffenen nicht sich selbst vergessen.

Ambulante Hilfen

Einzelne pflegerische Aufgaben werden von Einrichtungen der ambulanten Altenhilfe, von Sozialstationen, Hauspflegevereinen und Nachbarschaftshilfen übernommen. Auf die speziellen Bedürfnisse von Demenzpatienten und deren Angehörigen, vor allem auf zeitaufwendige Dienstleistungen, sind sie aber in der Regel nicht eingerichtet.

Umfangreiche Informationen geben Krankenkassen und Verbraucherzentralen.

An einigen Orten gibt es bereits so genannte Helferinnenkreise, die geschulte ehrenamtliche Helferinnen gegen eine Aufwandsentschädigung zur Entlastung in die Haushalte der betroffenen Familien schicken. Diese Laienhelfer werden in speziellen Einrichtungen ausgebildet. Sie kommen stundenweise ins Haus und kümmern sich mit Geduld und Verständnis um die verwirrten Patienten. Dadurch werden die Angehörigen entlastet. Sie können die Zeit für Besorgungen, Behördengänge oder einfach für sich nutzen. Erkundigen Sie sich bei Ihrer regionalen Alzheimer Gesellschaft. Auskunft über dieses Laienhelfersystem geben auch geriatrische Kliniken in der Umgebung oder gerontopsychiatrische Beratungsstellen.

Visite-Spezial

Anders heilen: Tagesstätte für Alzheimer-Erkrankte

Hilfe zur Selbsthilfe, das ist das Motto der Eurocare Tagesstätte in Merseburg. Die Alzheimer-Erkrankten sind hier nicht Patienten, sondern vor allem Gäste. Therapie und Betreuung fließen ineinander. So wird zum Beispiel der tägliche Spaziergang im Schlosspark mit einem Gedächtnistraining verbunden. Damit soll vor allem das Langzeitgedächtnis angeregt werden.

Die Therapie besteht aus speziell an die Bedürfnisse der kranken Gäste angepassten Aktivitäten, durch die versucht wird, die noch bestehenden intellektuellen Fähigkeiten des Kranken optimal zu fördern. Ein Ansatz, der bei der Behandlung genutzt wird, ist die Biografiearbeit. Es wird über die Vergangenheit gesprochen, Erinnerungen werden aufgefrischt. Dazu werden alte Fotos, historisches Material und Legenden aus vergangenen Zeiten benutzt. Über diese Aktivierung des Langzeitgedächtnisses wird das Selbstbewusstsein der Alzheimer-Erkrankten gestärkt. So fassen sie wieder neuen Mut und geben sich Mühe, auch in der Realität und Gegenwart zu leben.

Betreuungsgruppen

In Betreuungsgruppen werden Demenzkranke für einen Nachmittag von ehrenamtlichen Helfern und Helferinnen und einer Fachkraft betreut, damit die Angehörigen für ein paar Stunden entlastet sind. Diese Betreuungsform wurde in den 90er Jahren von Angehörigen selbst entwickelt und ist noch nicht überall verfügbar. Erkundigen Sie sich bei der Alzheimer Gesellschaft über regionale Angebote.

Tagespflege

Eine gute Lösung, um die Angehörigen zumindest einige Stunden von der Verantwortung zu entbinden, bieten Tagesstätten. Solche Einrichtungen der Tagespflege sind außerdem für Patienten geeignet, die tagsüber von ihren Angehörigen nicht betreut werden können, abends und am Wochenende aber in die Familie zurückkehren. Das Programm solcher Einrichtungen umfasst meist die Beschäftigung in der Gemeinschaft sowie körperliche und geistige Aktivierung. Gemeinsames Singen, Spaziergänge oder auch die Vorbereitung des gemeinschaftlichen

Visite-Interview

Tagespflege im Grünen

Expertin: Bettina Rath, Diplom-Psychologin, Vorsitzende der Alzheimer Gesellschaft Mittelhessen, Tageszentrum für Alzheimer-Kranke Geiersberg, Wetzlar

Die Patienten Ihrer Einrichtung sind umgeben von Natur. Wie reagieren die Alzheimer-Kranken darauf?
Wir geben unseren Patienten durch die Nähe zur Natur ein besonderes Erlebnis. Denn: demenzkranke Menschen genießen sehr die unendliche Weite des Himmels, die wärmenden Strahlen der Sonne und das zarte Vorbeistreichen des Windes. Wer möchte und kann, geht nach den gemeinsamen Mahlzeiten in den großen Garten und bleibt dort, so lange er will. Betreuer gehen natürlich mit und regen die Betroffenen zum Genießen der Natur an. Und wer nicht raus kann, dem bringen die anderen etwas mit – einen Zweig, ein Blatt, einen Pilz, eine Blume.

Wie nehmen Alzheimer-Kranke die Natur wahr?
Der Duft von Blumen, die Berührung von Pflanzen oder das Probieren von Früchten lösen häufig schöne Erinnerungen aus und dienen dann, so weit wie möglich, oftmals als Gesprächsthema. Es ist eine Anregung, die fast jeder annehmen kann. Denn der Schönheit der Natur kann sich kaum einer entziehen, und alleine die Beobachtung genügt oft, um neue Kraft für den Tag zu schöpfen.

Interviewpartnerin: Dipl. Psychologin Bettina Rath, Alzheimer Gesellschaft Mittelhessen e.V., Geiersberg 15, 35578 Wetzlar.

Mittagessens führen dazu, dass sich die Betroffenen geborgen und zum Teil sogar wieder gebraucht fühlen.

Trotz des täglichen Wechsels der Umgebung gelingt den meisten Patienten die Eingewöhnung. Bisher gibt es allerdings noch zu wenige Tagespflegeeinrichtungen mit geschützten Bedingungen, also geschlossenen Türen, wie sie für Patienten mit ausgeprägten Orientierungsstörungen und der Neigung wegzulaufen erforderlich sind.

Heimpflege

Wenn die häusliche Betreuung auch mit zusätzlichen Hilfen nicht mehr aufrechterhalten werden kann, kommt in der Regel nur die Unterbringung auf einer beschützenden Station in Frage, die man nicht unbemerkt verlassen kann. Dieser Schritt ist für die pflegenden Angehörigen oft nicht einfach. Schämen oder Grämen sollte sich deshalb jedoch niemand. Es ist kein Aufgeben oder Weggeben. Jeder kann an

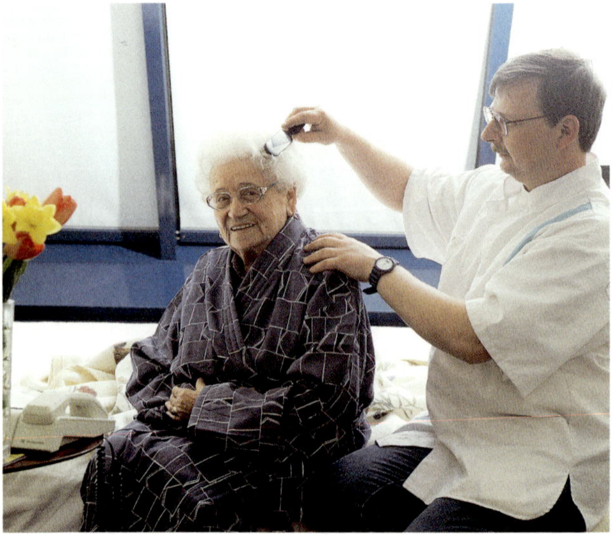

den Punkt kommen, wo er dieser belastenden und äußerst anspruchsvollen Aufgabe nicht mehr gewachsen ist. Viel wichtiger ist, dass man nicht so lange wartet, bis man selbst kurz vor dem Zusammenbruch steht. Man sollte sich vielmehr rechtzeitig, schon zu Beginn der Erkrankung erkundigen, wo es gute Heime gibt, die den Ansprüchen der Angehörigen und vor allem des Kranken gerecht werden. Gute Heime sollten die Privatsphäre des Patienten schützen, seine Selbstständigkeit fördern, für geistige Aktivierung und körperliche Fitness sorgen und die Angehörigen auf Wunsch in die Pflege mit einbeziehen. Unter diesen Aspekten sollte man frühzeitig Heime in der Umgebung unter die Lupe nehmen.

Das Modellprojekt „Demenzdorf“ befindet sich im Seniorenzentrum Villa am Buttermarkt, Hauptstraße 281, 53518 Adenau.

Visite-Spezial

Modellprojekt „Demenzdorf“

Im „Demenzdorf“ in Adenau finden altersverwirrte Menschen im Rahmen eines Modellprojektes einen eigens für sie geschaffenen Lebensraum, der sich optimal an den besonderen Bedürfnissen der Bewohner orientieren soll. Die Gestaltung des gesamten Bereiches erinnert an ein Eifeldorf im Stil der 50er Jahre. Auch das Leben und der Alltag im Dorf verlaufen in Anlehnung an die alten Traditionen. Die Bank unter einer alten Dorfeiche lädt zum täglichen Treff ein. 24 Bewohner werden hier von zwölf Mitarbeitern rund um die Uhr betreut. Ein geregelter Tagesablauf, der aber auch Freiräume für persönliche Gestaltung lässt, dient der besseren Orientierung. Bei allen Aktivitäten wird versucht, an die noch vorhandenen Fähigkeiten und Erfahrungen jedes Einzelnen anzuknüpfen.

Kurzzeitpflege

Manche Heime bieten die Möglichkeit, Demenzpatienten vorübergehend für einige Wochen aufzunehmen. Davon können Angehörige Gebrauch machen, wenn sie verreisen möchten, selbst krank sind oder auch, wenn es darum geht, einmal eine Auszeit zu nehmen und sich von den Strapazen der Pflege zu erholen.

Wer altersverwirrte Menschen pflegt, hat ein hohes Risiko, selbst zu erkranken. Die andauernde Belastung und die ständige Verantwortung für den Patienten treiben die Stresshormone in die Höhe, das Immunsystem wird geschwächt. Es kommt zu Depressionen und Erschöpfungszuständen. Das Miteinander in der Familie kann schon zu Beginn der Erkrankung gestört sein. Es kommt dann mitunter zu dauernden Auseinandersetzungen, zu Streit, zu Misstrauen, Vorwürfen. Aggressionen, Hilflosigkeit und Überforderung stellen sich fast immer ein. Selbsthilfegruppen, gute Tagespflegeeinrichtungen und Heimplätze bieten dann einen Ausweg.

Visite-Info

Mehr Lebensfreude durch gemeinsames Wohnen
Es gibt Alternativen zum Heimplatz. Alzheimer-Kranke können auch in kleinen, betreuten Wohneinrichtungen professionell beaufsichtigt und versorgt werden. Hier bleiben Privatsphäre, Selbstständigkeit und damit auch die Lebensfreude so weit und so lange wie möglich erhalten. Auch die Angehörigen sind in der Wohngemeinschaft jederzeit willkommen. Sie sind keine „anonymen" Besucher, sondern werden direkt in die Gemeinschaft mit aufgenommen. Nach Beobachtungen der Betreuer fühlen sich die Bewohner nicht nur in ihrer Wohngemeinschaft geborgen, sondern sie werden insgesamt fröhlicher. Die Alzheimer-Kranken nehmen am Umweltgeschehen teil, äußern Gefühle und knüpfen Kontakte. Die begleitenden Symptome wie Unruhe, Reizbarkeit und Aggressivität nehmen ab. Viel seltener sind die Betroffenen auf Psychopharmaka oder Schlaftabletten angewiesen. Das Angebot und die Zahl solcher Plätze in „Alzheimer-WGs" ist allerdings noch sehr begrenzt und wird meist nur in größeren Städten angeboten.

8.3 Finanzierung der Pflege

Die Pflege von Demenzpatienten ist sehr zeitintensiv und somit teuer. Es gibt aber die Möglichkeit, Leistungen über die Pflegeversicherung zu beziehen. Das Pflegeleistungs-Ergänzungsgesetz (PflEG) sieht außerdem seit dem 1. April 2002 zusätzliche Leistungen in Höhe von bis zu € 460 im Jahr für „Pflegebedürftige mit erheblichem allgemeinem Betreuungsbedarf", also vor allem Demenzkranke, vor. Das Gesetz

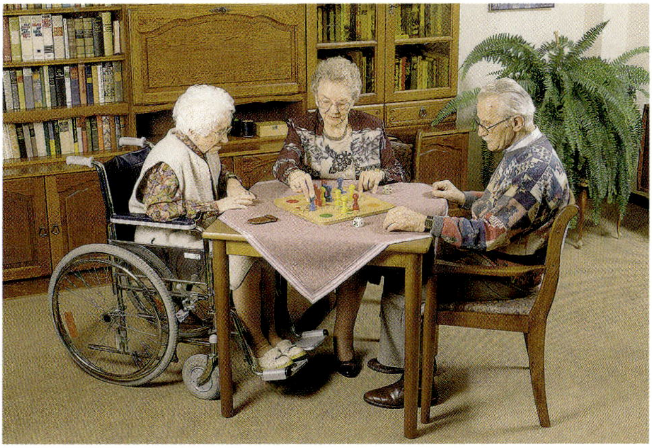

ermöglicht der Pflegekasse, neben den Grundleistungen einen Betrag von € 460 auszuzahlen. Der notwendige Antrag muss bei der Pflegekasse gestellt werden. Eine formlose Anmeldung – auch telefonisch – genügt. Auch beim Sozialamt können Sie die Erstattung für Kosten beantragen, die Sie nicht selbst tragen können.

Leistungsanspruch

Die meisten Demenzpatienten brauchen spätestens ab dem mittleren Stadium Hilfe beim An- und Auskleiden, bei der Körperpflege, der Führung des Haushalts und bei anderen alltäglichen Aufgaben. Wird diese Hilfe für mehr als eineinhalb Stunden täglich benötigt, sollte ein Antrag auf Leistungen bei der Pflegekasse gestellt werden.

Drei Pflegestufen

Ein Gutachter stellt den Umfang der Pflegebedürftigkeit fest.

Geht ein Antrag auf Leistungen bei der Pflegekasse ein, wird der medizinische Dienst der Krankenkassen (MDK) beauftragt, im Rahmen eines Hausbesuches den Umfang der Pflegebedürftigkeit festzustellen. Stellt der Gutachter eine Pflegebedürftigkeit im Sinne des Pflegeversicherungsgesetzes fest, wird der Betroffene einer von drei Pflegestufen zugeordnet. Die Leistungen steigen mit Höhe der Pflegestufe.

Demenzpatienten müssen wegen der ausgeprägten Orientierungsstörungen und Hilflosigkeit häufig bereits ab dem mittleren Stadium rund um die Uhr beaufsichtigt und gepflegt werden. Die Beaufsichtigung findet allerdings bei der Einstufung in die Pflegeversicherung keine Beachtung, daher erfolgt oft keine Einstufung in die höchste Pflegestufe.

Falls Sie die Einstufung unter diesen Umständen als ungerechtfertigt empfinden, sollten Sie sich Beratung suchen und gegebenenfalls einen Widerspruch einlegen.

Die drei Pflegestufen haben allerdings nichts mit den drei Stadien der Demenz zu tun!

Leistungsarten

Wenn die Angehörigen die Pflege selbst übernehmen, haben sie Anspruch auf bis zu € 665 (in der Stufe III) Pflegegeld im Monat. Man nennt dies „Geldleistung". Falls die Angehörigen die Pflege nicht selbst durchführen können, besteht die Möglichkeit, einen ambulanten Dienst mit der Pflege zu beauftragen. In diesem Fall spricht man von einer „Sachleistung". Auch die Betreuung in einer Tagespflegeeinrichtung fällt unter die Sachleistungen.

Fallen die Pflegepersonen wegen Krankheit oder Urlaub aus, können zusätzlich zu den oben genannten Ansprüchen Leistungen für Kurzzeit- oder Urlaubspflege zu Hause geltend gemacht werden.

Zusätzlich zu den oben aufgeführten Leistungen können jährlich bis zu € 460 für die Inanspruchnahme von Entlastungsangeboten von den Pflegekassen erstattet werden. Voraussetzung ist die Einstufung in eine der drei Pflegestufen und die Feststellung des medi-

	Pflegesachleistungen bei häuslicher Pflege pro Monat in Euro	Pflegegeld bei häuslicher Pflege pro Monat in Euro	Stationäre Pflege pro Monat in Euro
Stufe 1: Erheblich pflegebedürftig, Hilfe einmal am Tag	384,–	205,–	1023,–
Stufe 2: Schwerpflegebedürftig, Hilfe dreimal am Tag	921,–	410,–	1279,–
Stufe 3: Schwerstpflegebedürftig, Hilfe täglich rund um die Uhr, auch nachts	1432,– (in Härtefällen bis zu 1918,–)	665,–	1432,–

zinischen Dienstes, dass es sich um einen Pflegebedürftigen „mit erheblichem allgemeinen Betreuungsbedarf" handelt. Als Entlastungsangebote kommen zum Beispiel die zusätzliche, nicht durch die Pflegesachleistung abgedeckte Inanspruchnahme von Tages- und Nachtpflege, aber auch – und das ist neu – die Teilnahme an Betreuungsgruppen der Alzheimer Gesellschaften und die Inanspruchnahme von anerkannten Helferkreisen in Frage. Diesen zusätzlichen Betreuungsaufwand von bis zu € 460 pro Jahr kann man seit dem 1. April 2002 im Erstattungsverfahren, d. h. gegen Vorlage entsprechender Belege, erhalten. Wenn der Betrag nicht voll ausgeschöpft wird, kann er ins nächste Jahr übertragen werden.

8.4 Rechtliche Probleme bei der Pflege Demenzkranker

Die häufigsten rechtlichen Probleme im Zusammenhang mit der Demenzkrankheit entstehen daraus, dass die Patienten immer weniger im Stande sind, persönliche Angelegenheiten selbst zu regeln, Rechtsgeschäfte abzuschließen und Willenserklärungen abzugeben. Besonders schwierig ist dabei, dass sie gleichzeitig die eigenen Leistungsgrenzen nicht mehr erkennen. Wichtig ist es deshalb, die Zeit zu nutzen, in der der Kranke noch selbst urteilen und seine Dinge regeln kann. In dieser Zeit sollten rechtliche Dokumente abgefasst werden, in denen die Wünsche und die Entscheidungen des Demenzkranken

Rechtliche Fragen sollten Demenzkranke klären, wenn sie noch selbst urteilen können.

ausgeführt sind. Hierdurch können Angehörige gesundheitliche und finanzielle Fragen im Sinne des Betroffenen regeln. Solange der Betroffene noch seinen Willen äußern kann, sollte er aktiv in Entscheidungsprozesse eingebunden werden und wenn möglich rechtskräftige Dokumente aufsetzen.

Geschäftsfähigkeit

Auch Demenzkranke können geschäftsfähig sein.

Wer an Demenz leidet, kann durchaus geschäftsfähig sein. Es kommt darauf an, ob der Patient die Art und Tragweite seiner Entscheidung in Bezug auf das jeweilige Rechtsgeschäft einschätzen kann. Von besonderer Bedeutung ist die Frage der Geschäftsfähigkeit bei der Abfassung eines Testaments. Um späteren Anfechtungen vorzubeugen, ist es ratsam, die so genannte Testierfähigkeit durch einen Facharzt (Psychiater) prüfen und bestätigen zu lassen.

Kann der Betroffene die Tragweite seiner Entscheidungen in Rechtsgeschäften jedoch nicht mehr abschätzen, ist die Geschäftsfähigkeit nicht mehr vorhanden.

Willensfähigkeit

Auch die Willensfähigkeit ist durch die Demenzkrankheit nicht automatisch aufgehoben, beispielsweise in Bezug auf die Teilnahme an einem medizinischen Heilversuch (wissenschaftliche Studie). Hier ist wichtig, ob der Patient Vor- und Nachteile gegeneinander abwägen und zu einer Willensentscheidung kommen kann. In diesem Fall kann er selbst entscheiden, welche Behandlungen er absolvieren möchte oder ob er in einem Heim betreut werden möchte.

Führen von Kraftfahrzeugen

Schon im frühen Stadium der Demenzkrankheit sind das Reaktionsvermögen sowie die Einschätzung von Entfernungen und Geschwindigkeiten meist erheblich eingeschränkt. Autofahren wird dann zu einer Gefahr für den Patienten und für andere Verkehrsteilnehmer. Deshalb sollten Betroffene schon bei Beginn der Erkrankung kein Kraftfahrzeug mehr führen. Das kann jedoch problematisch sein, weil das Autofahren nicht gerne aufgegeben wird. Um ihn und andere zu schützen muss man dann unter Umständen den Führerscheinverzicht herbeiführen. Zuständig in Zweifelsfällen ist das örtliche Straßenverkehrsamt. Dort als gefährdet gemeldete Autofahrer müssen sich einer psychologischen Testung unterziehen, die über die Fahrerlaubnis entscheidet. Allerdings müssen die Autofahrer in aller Regel selbst die Kosten für diesen Test übernehmen (mitunter ein dreistelliger Eurobetrag!). Besser ist es also, den Betroffenen zur Aufgabe der Fahrtätigkeit zu bewegen. Wegen der ärztlichen Schweigepflicht ist es immer besser, wenn die Angehörigen die Meldung ans Straßenverkehrsamt machen. In besonderen Fällen kann der Arzt erwägen, ob er das Straßenverkehrsamt anonym informieren möchte.

Haftpflicht

Die Demenzkrankheit geht mit einer erhöhten Wahrscheinlichkeit von häuslichen Unfällen einher. Der Kranke kann vergessen, dass er gerade Wasser in die Badewanne laufen lässt oder dass auf dem Herd Milch kocht. Bestehende Haftpflicht- und Hausratversicherungen werden durch das Auftreten der Krankheit nicht berührt. Sie bleiben im alten Kontrakt bestehen. Die Versicherungen sollten aber in jedem Fall über die Krankheit informiert werden. Wenn bisher keine Haftpflichtversicherung für den Kranken vorhanden ist, wird der Abschluss eines geeigneten Versicherungsschutzes unbedingt empfohlen.

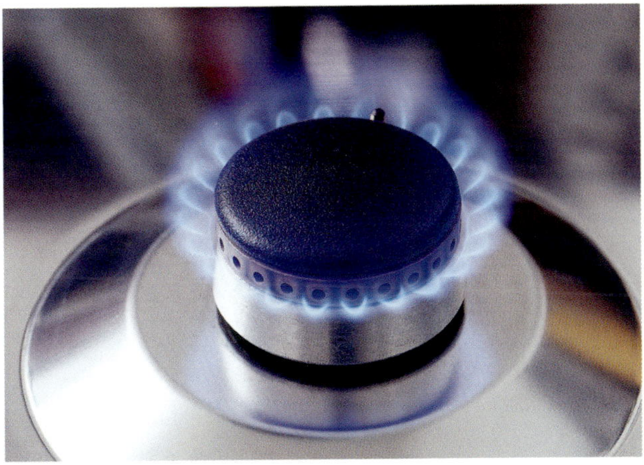

Schwerbehindertenausweis

Demenzpatienten haben Anspruch auf Anerkennung als Schwerbehinderte. Der Ausweis wird beim Versorgungsamt, beim Sozialamt oder örtlichen Fürsorgestellen beantragt. Der Ausweis ist in der Regel fünf Jahre gültig. Muss der Ausweis über die Fünfjahresfrist verlängert werden, sollte man das rechtzeitig, zwei bis drei Monate im Voraus beantragen. Er bringt unter anderem steuerliche Vorteile und Ermäßigungen bei öffentlichen Verkehrsmitteln.

Vorteile des Schwerbehindertenausweises:

1. Benutzung von Behinderten-Taxis. Sie können beansprucht werden für Fahrten zum Arzt oder zu Behörden, aber auch für Besorgungen. Es gelten bei diesen Fahrten günstigere Tarife.
2. Finanzielle Vergünstigung bei Benutzung öffentlicher Verkehrsmittel.
3. Personenbezogene Parkplätze bei starker Bewegungseinschränkung.
4. Möglichkeit des Antrags auf eine rollstuhlgerechte Wohnung.
5. Wenn das Einkommen bestimmte Grenzen nicht überschreitet, kann Wohngeld beansprucht werden; es gibt zudem monatliche steuerliche Freibeträge.

Demenzpatienten haben Anspruch auf einen Schwerbehindertenausweis.

Zeichen im Schwerbehindertenausweis

B	Ständige Begleitung ist notwendig
G	Erheblich eingeschränkte Bewegungsfähigkeit im Straßenverkehr
AG	Außergewöhnlich gehbehindert
H	Hilflos
BL	Blind
GI	Gehörlos
RF	Befreiung von Rundfunk- und Fernsehgebühren, für Behinderte

mit mindestens 80 Prozent Behinderungsgrad, für Blinde, für all jene, die nicht mehr das Haus verlassen können

Wer übernimmt die Betreuung?

Das Betreuungsrecht regelt die Vertretung der Patienten.

Das Betreuungsrecht regelt die Vertretung der Patienten in persönlichen Angelegenheiten, die sie nicht mehr selbst erledigen können. Dazu gehören die Verwaltung des Vermögens oder die Entscheidung über die Aufnahme in ein Pflegeheim. Eine Betreuung kann von einem Angehörigen oder von einer fremden Person übernommen werden. Um eine Betreuung in diesem Sinne zu veranlassen, sind folgende Schritte notwendig:

1. Zunächst benötigt man ein ärztliches Gutachten über Grund, Umfang und voraussichtliche Dauer der Betreuung.
2. Dann wird beim zuständigen Vormundschaftsgericht ein Antrag auf eine Betreuung gestellt.
3. Das Gericht entscheidet über die Notwendigkeit der Betreuung unter Berücksichtigung des oben genannten Gutachtens und nach einer persönlichen Anhörung des Patienten.

Eine Betreuung durch Fremde kostet Geld und ist oft von dem Betroffenen nicht wirklich gewollt. Deswegen müssen dem Gericht – im Falle einer Betreuung durch Fremde – die Vermögensverhältnisse des Patienten offen gelegt werden. Wissen sollte man auch, dass oft viel Zeit vergeht, bis am Ende des Verfahrens ein Betreuer vom Gericht bestellt wird. Es empfiehlt sich daher, rechtzeitig alle anderen Möglichkeiten der rechtlichen Vertretung zu nutzen.

Folgende Möglichkeiten stehen dem Betroffen, solange er noch geschäftsfähig und zur Äußerung seines Willens in der Lage ist, zur Verfügung: Vorsorgevollmacht, Betreuungs- und Patientenverfügung.

Vorsorgevollmacht

Eine solche Vollmacht empfiehlt sich immer dann, wenn der Betroffene einer Person sein volles Vertrauen schenkt.

Im Rahmen dieser Vollmacht können sowohl wirtschaftliche als auch persönliche Aspekte geregelt werden. Hierzu gehört insbesondere die Regelung von vermögensrechtlichen Angelegenheiten sowie der Gesundheitsfürsorge. Der Bevollmächtigte hat durch diese unterschriebene Vollmacht das Recht, alle Regelungen, die aufgrund eines gesundheitlichen Notfalls entstehen, für den Betroffenen zu treffen. Hierzu gehört auch das Recht auf Einsicht in die Krankenakte sowie ein weitgehendes Mitbestimmungsrecht in Bezug auf notwendige Heilbehandlungen. Durch diese Form der Vollmacht wird der Bevollmächtigte sofort handlungsfähig.

Betreuungsverfügung

Eine solche Verfügung sollte getroffen werden, falls der Betroffene im Vorfeld nicht bereits einer bestimmten Person eine Vollmacht übertragen möchte. Im Rahmen der Betreuungsverfügung hat der Betroffene die Möglichkeit, dem Vormundschaftsgericht eine bestimmte Betreuungsperson vorzuschlagen. Das Gericht ist grundsätzlich an diesen Vorschlag gebunden. Der daraufhin durch das Vormundschaftsgericht ernannte Betreuer steht unter der Aufsicht des Vormundschaftsgerichts.

Patientenverfügung

Die Patientenverfügung richtet sich an den jeweiligen behandelnden Arzt. Sie beinhaltet alle Wünsche im Hinblick auf eine medizinische Behandlung im Falle eines gesundheitlichen Notfalls. So können dort z. B. Regelungen für den Umfang von Wiederbelebungs- und lebenserhaltenden Maßnahmen, aber auch das Besuchsrecht von Angehörigen festgehalten werden. Solange die Möglichkeit besteht, kann der Betroffene seinen Willen über den Umgang mit z. B. lebensverlängernden Maßnahmen schriftlich festhalten. Allerdings ist zu beachten, dass sich der mutmaßliche Wille des Kranken im Verlauf der Erkrankung verändern kann. Besonders schwierig werden deshalb Entscheidungen über Behandlungen in einem Stadium der Erkrankung, in dem der Patient seinen Willen nicht mehr selbst äußern kann. Dann sollte auch bei Bestehen einer Patientenverfügung eine lebenswichtige Entscheidung (z. B. über das Legen einer Magensonde, über die Behandlung mit Antibiotika, oder einen Behandlungsabbruch) mit Angehörigen und Freunden des Kranken sorgfältig besprochen werden.

Rechtliche und finanzielle Fragen sollten frühzeitig und mit Hilfe kompetenter professioneller Berater geklärt werden.

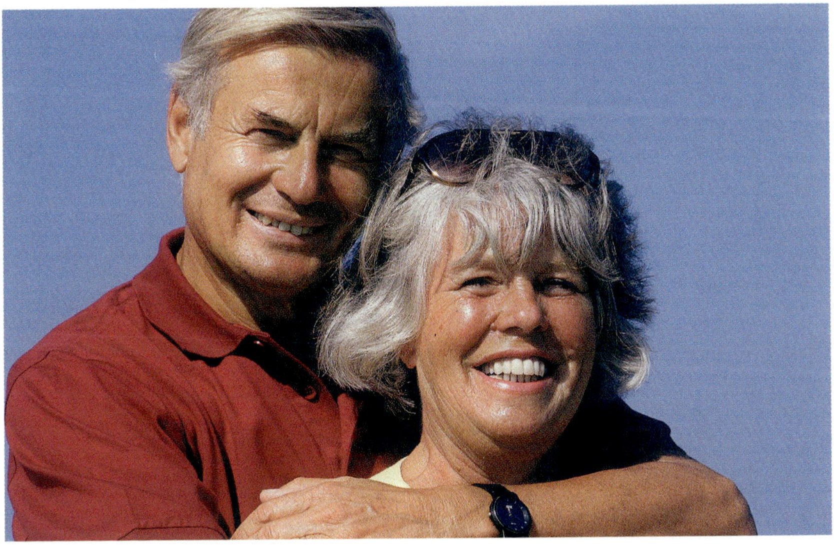

Visite-Spezial

Beispiel für eine Betreuungsverfügung

Ich ***(Name, Geburtsname, Vorname, Geburtsdatum, Adresse)***
lege hiermit für den Fall, dass ein Betreuer als mein gesetzlicher Vertreter bestellt werden muss, Folgendes fest:
Ich schlage als Person, die mich betreuen soll, vor:
(Name, Vorname, Geburtsname, Geburtsdatum, Adresse, Telefon)
Sollte sie/er meine Betreuung nicht übernehmen können, schlage ich als nächste Person vor: ***(Name usw.)***
Auf keinen Fall möchte ich, dass folgende Personen mich betreuen:
(Namen usw.)
Bei der Wahrnehmung meiner persönlichen Angelegenheiten möchte ich, dass mein Betreuer/meine Betreuerin folgende Wünsche berücksichtigt: ***...***
Ich möchte, dass mein Vermögen für die bestmögliche Betreuung eingesetzt wird.
Ich möchte so lange wie möglich in meiner eigenen Wohnung leben. Die Hilfe einer ambulanten Pflegestation nehme ich gern in Anspruch.
Für die Beschäftigung mit mir in meiner Wohnung und für die Begleitungen außer Haus hätte ich gern eine Einzelfallbetreuerin.
Sollte ich nicht mehr ausreichend zu Hause versorgt werden können, möchte ich folgende Tagespflegestätte besuchen: ***(Name, Adresse)***
Falls ich zu Hause nicht mehr betreut werden kann – vor allem nachts, wäre ich bereit, in folgendes Heim zu ziehen: ***(Name, Adresse)***
Keinesfalls möchte ich in folgenden Einrichtungen leben:
(Name, Adresse)
Ich möchte möglichst nicht im Krankenhaus sterben. Mein zukünftiger Betreuer soll bei Bedarf für mich den nächstgelegenen Hospizdienst einschalten.

Ort Datum Unterschrift

Das ist eine Möglichkeit, wie man in guter Verfassung die Dinge auch für den Ernstfall im eigenen Sinne regeln kann.

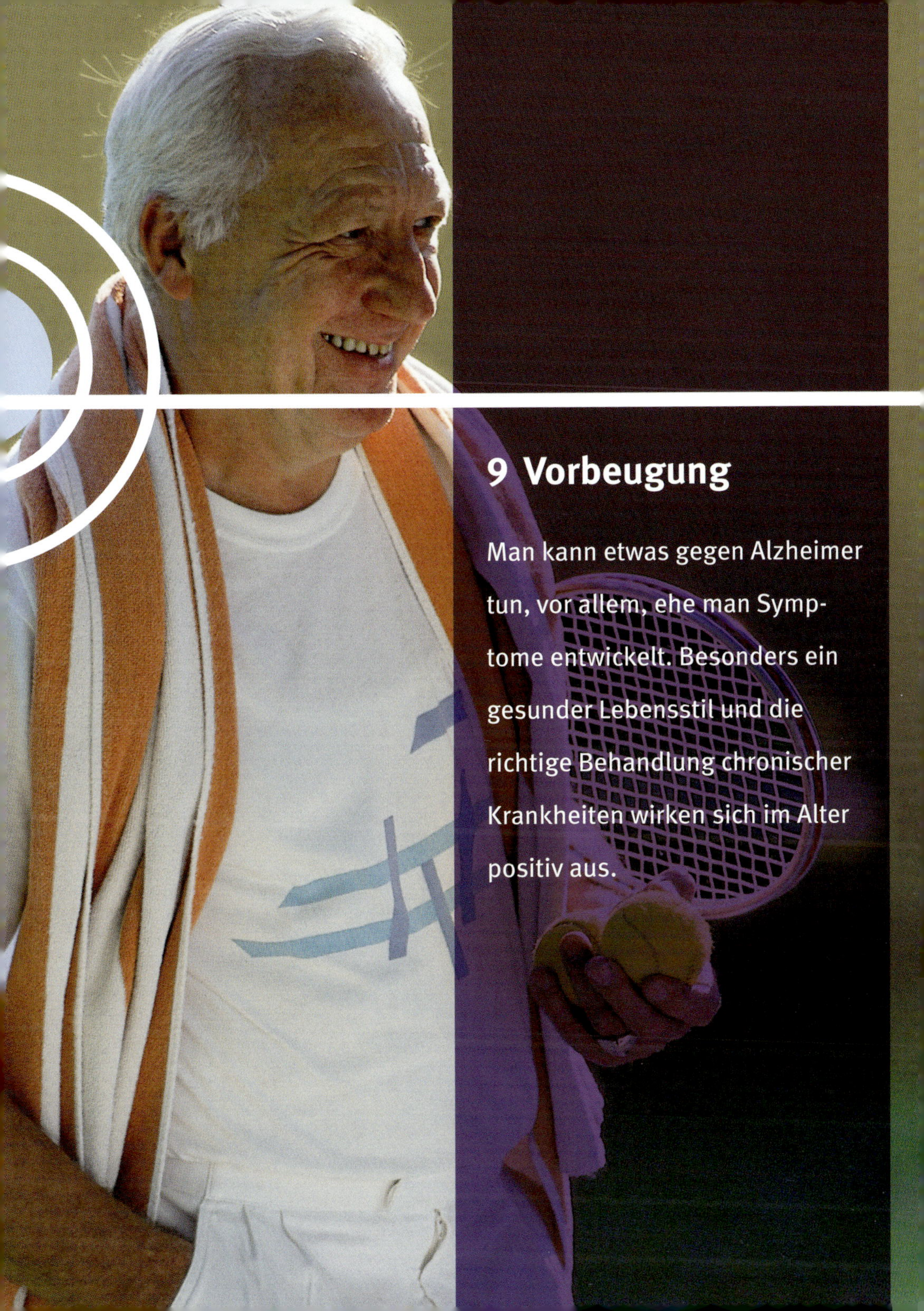

9 Vorbeugung

Man kann etwas gegen Alzheimer tun, vor allem, ehe man Symptome entwickelt. Besonders ein gesunder Lebensstil und die richtige Behandlung chronischer Krankheiten wirken sich im Alter positiv aus.

Vor allem die Alzheimer-Krankheit hat eine lange Vorlaufphase – bis zu 30 Jahre. Sie haben also ausreichend Zeit vorzubeugen. Fangen Sie nicht erst im Rentenalter an!

Jeder dritte Einwohner Deutschlands, der älter als 85 Jahre wird, erkrankt an einer Alzheimer-Demenz. Vor diesem Hintergrund fragen sich viele Menschen, ob bzw. wie sie einem solchen Schicksal vorbeugen können. Besonders sorgen sich Personen, die einen demenzkranken Angehörigen haben. Sie befürchten meist, eine entsprechende Veranlagung geerbt zu haben. Die folgenden Hinweise erläutern, wie Sie die Wahrscheinlichkeit verringern können, selbst an einer Demenz zu erkranken.

Rauchen wirkt gefäßschädigend und ist ein gravierender Risikofaktor für die Entstehung von Bluthochdruck.

9.1 Risikofaktoren mindern

Was man heute über die Entstehung, Formen und Ursachen der Demenzerkrankungen weiß, kann und sollte auch dazu dienen, einer solchen schweren Erkrankung vorzubeugen. Das heißt vor allem, jene Risikofaktoren zu senken oder gar auszuschalten, die eine Demenz im Alter begünstigen.

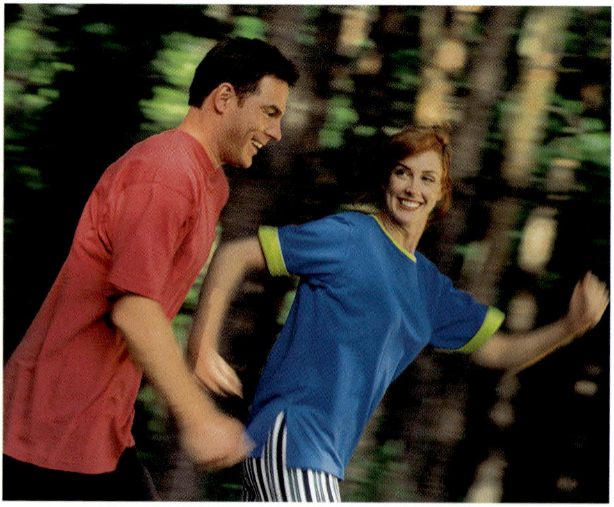

Gesichertes Wissen um solche vermeidbaren Risikofaktoren gibt es heute vor allem für die gefäßbedingte Demenz. Denn wie Gefäße verkalken und warum, ist inzwischen gut erforscht. Weniger sicher sind sich Experten, wenn es darum geht, herauszufinden, wie man einer Alzheimer-Demenz vorbeugen kann. Aber auch hier gibt es inzwischen Studien, aus denen sich Präventionstipps für jedermann ableiten lassen.

Eine Garantie gibt es nicht. Auch Menschen, die immer gesund gelebt haben und durch keinen der bekannten Risikofaktoren belastet sind, können an Demenz erkranken. Tatsache aber bleibt, wer die Empfehlungen der Mediziner beachtet, kann sein Demenzrisiko deutlich senken.

Bluthochdruck

Bluthochdruck ist einer der bedeutsamsten Risikofaktoren für eine gefäßbedingte Demenz und auch für Alzheimer. Wer in dieser Hinsicht vorbeugen will, der sollte seine Lebensweise darauf einstellen. Den Blutdruck im Normbereich halten oder senken kann man durch mehr Sport, indem man Übergewicht und Stress abbaut, Alkohol und Kaffee möglichst meidet. Wenn das nicht genügt, müssen zusätzlich auch blutdrucksenkende Mittel eingenommen werden. Ziel ist es immer, den Blutdruck auf Normwerte zu bringen – er darf im Ruhezustand nicht höher sein als 140/90 mmHg. Eine regelmäßige Blutduckkontrolle gehört ab 35 Jahren zum regelmäßigen Check-up beim Arzt und sollte für jeden ein Muss sein.

Blutfette

Ein weiterer wichtiger Risikofaktor sind erhöhte Blutfettwerte. Auch sie kann man durch eine gesunde Lebensweise, gesunde Kost, Sport und Gewichtsreduktion im Normbereich halten. Dabei sollte man Werte des Gesamtcholesterins unter 240 mg/dl anstreben. Das „gute" HDL sollte über 55 mg/dl liegen, es wirkt schützend auf das Herz-Kreislauf-System. Es kann, so zeigen Studien, alleine schon durch regelmäßiges körperliches Training um 4,6 Prozent erhöht werden, und das umso mehr, je niedriger der Ausgangswert war. Aber es gibt noch weitere Effekte: So oxidiert das Cholesterin in den Gefäßen weniger, das heißt es ist weniger gefährlich. Die Verklumpungsneigung des Blutes nimmt ab und das „böse" LDL-Cholesterin bleibt weniger lange in den Gefäßen. Der LDL-Wert sollte unter 130 mg/dl liegen. Zur Verringerung genügt oft schon eine fett- und cholesterinarme Ernährung, die den LDL-Spiegel um elf Prozent senken kann. Werden diese Richtwerte nicht eingehalten, muss eine medikamentöse Therapie einsetzen.

Eine Medikamenteneinnahme ist auch wichtig, wenn die Triglyzeridwerte erhöht sind – Triglyzeridwerte ab 200 ml/dl Blut stellen für Herz-Kreislauf-Erkrankungen und indirekt für eine gefäßbedingte Demenz ein erhöhtes Risiko dar. Dann verordnet der Arzt so genannte Lipidsenker, die erprobt sind und die Blutfette wirksam senken. Unter ihnen spielen die Statine gegenwärtig eine besondere Rolle, denn sie sollen nach neuesten Forschungen auch das Alzheimer-Risiko senken und einem Fortschreiten der Erkrankung entgegenwirken.

Es gibt drei wesentliche Blutfette, die es zu beeinflussen gilt: Das „gute" HDL, das „böse" LDL und das Triglyzerid.

Zuckerkrankheit

Die Zuckerkrankheit (Diabetes mellitus) schädigt nachweislich die Gefäße und kann somit auch zu einer Erhöhung des Blutdrucks führen. Erreicht der Blutzucker nüchtern Werte über 120 mg/dl und nach dem Essen über 200 mg/dl, dann deutet das auf eine ernsthafte Gefahr hin. Wieder wird dann zunächst vom Arzt empfohlen, das Gewicht zu reduzieren, die Ernährung umzustellen und Sport zu treiben. Genügt das nicht, um den Blutzucker zu senken, lässt sich auch hier die Einnahme von Medikamenten oder das Spritzen von Insulin nicht vermeiden.

9.2 Gesunde Ernährung

Achten Sie beim Essen vor allem auf Abwechslung!

Ein gesunder Speiseplan reduziert ebenfalls das Risiko für eine Demenzerkrankung. Was aber bedeutet gesund für Herz und Hirn? Diät und Verzicht auf alles was schmeckt? Nein, denn man ist ja noch nicht krank. Man möchte es nur nicht werden. Die Lösung ist einfach. Ein Blick auf die südeuropäischen Nachbarn zeigt es: Mittelmeerkost, viel frisches Gemüse, Hülsenfrüchte, frische Kräuter, Salate, Suppen, Nudeln und Getreideprodukte, Joghurt, pflanzliche Öle, Knoblauch, Fisch. Auch ein Glas Rotwein schadet nichts.

Fünf am Tag

Ernährungswissenschaftler empfehlen, fünf Mal am Tag Obst und Gemüse zu essen – insgesamt etwa 600 bis 700 Gramm. Dadurch bekommt der Organismus wichtige Vitamine, Mineralien und Spurenelemente, die er für alle Stoffwechselvorgänge braucht. Sie sind vor allem als „Radikalfänger" wichtig. Das heißt, sie fangen jene aggressiven Sauerstoffmoleküle ab, die in den Blutgefäßen die Entzündungsreaktion fördern und damit die Entstehung der Arteriosklerose ungünstig beeinflussen.

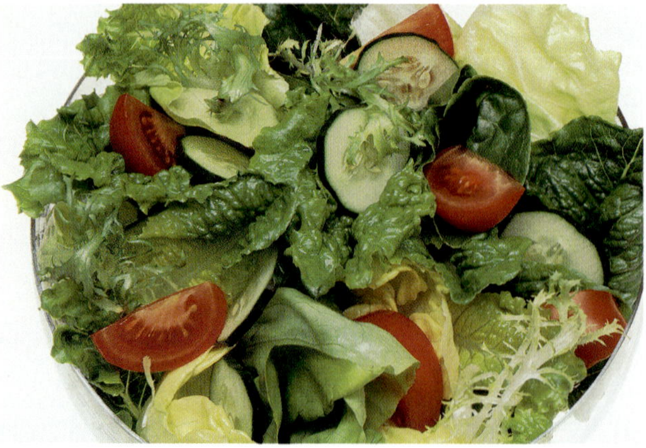

Für manchen scheint es unvorstellbar, fünf Mal am Tag eine Obst- und Gemüseportion einzuplanen. Aber mit einigen Ideen ist es für jeden zu schaffen. Man kann die Gemüseration am Tag einfach verdoppeln. Hilfreich sind auch Gemüse- und Obstsäfte. Ein Viertelliter Saft ist so gut wie eine Portion frische Ware. Wichtig ist dann, dass man zu Säften mit 100 Prozent Fruchtgehalt bzw. Fruchtkonzentrat greift.

Studien haben erwiesen, dass die Einnahme von Folsäure und B-Vitaminen den Homocysteinspiegel senken und damit das Risiko von Gefäßerkrankungen reduzieren. Es wird derzeit vermutet, dass dadurch auch das Risiko einer Demenzerkrankung gesenkt werden könnte. Enthalten ist der wertvolle Stoff vor allem in Leber, im Grünkohl, Rosenkohl, Feldsalat, Kohlrabi, Mehl, Magerquark und in Apfelsinen.

Auch die Vitamine B_{12} und B_6 sind wichtig. Vitamin B_{12} ist vor allem in tierischen Produkten enthalten, in Fleisch, Innereien (Leber, Herz), Fisch, Milch und Eiern. Den Bedarf an Vitamin B_6 kann man durch Fleisch, Broccoli, Bohnen, Spinat, Kartoffeln, Bananen decken. Wenn man die notwendigen Vitamin-Mengen nicht mit einer entsprechenden Ernährung erreicht, dann können Ergänzungsmittel helfen.

Gesundheitsfördernd sind auch Ballaststoffe. Das sind unverdauliche Pflanzenbestandteile, die Wasser binden und im Magen und Darm aufquellen. Man fühlt sich durch die Ballaststoffe gut gesättigt. Ballaststoffe fördern die Darmtätigkeit und damit die Verdauung. Zudem binden sie Gallensäuren und senken auf diese Weise das Cholesterin.

Obst, Gemüse und Vollkornprodukte enthalten viele Ballaststoffe. Wichtig sind auch die sekundären Pflanzenstoffe, die ebenfalls freie Radikale abfangen, die Abwehrkräfte stärken, den Fettstoffwechsel günstig beeinflussen und so Gefäßschäden im Gehirn und einer daraus folgenden Demenz vorbeugen können.

Gesunde Fette

Gesunde Ernährung heißt auch, auf gute Fette im Essen zu achten. Dabei kommt es weniger auf die Menge des Fettes als vielmehr auf die Art des Fettes an. Auf die Gefäße haben, das gilt inzwischen als erwiesen, gesättigte Fette tierischer Herkunft eine ungünstige Wirkung. Man findet sie vor allem in Form von gehärtetem Pflanzenfett. Gesättigte Fette fördern die Klebrigkeit der Blutplättchen, verengen die Blutgefäße, erhöhen die Entzündungsneigung und fördern auf diesem Wege die Entwicklung einer Arteriosklerose.

Ungesunde Fette sind feste Fette, wie Palm- oder Kokosfett, gehärtete pflanzliche Fette und tierische Fette mit gesättigten Fettsäuren. Die sind vor allem in Wurst und Molkereiprodukten enthalten.

Günstig dagegen sind Lebensmittel, die einfach und mehrfach ungesättigte Fettsäuren enthalten. Diese Fettsäuren wirken sich äußerst positiv auf die Blutfettwerte aus. Sie verringern die Triglyzeride, senken das LDL-Cholesterin und erhöhen das HDL, das „gute" Cholesterin.

Empfehlenswert ist, Folsäure in Kombination mit Vitamin B_6 und B_{12} zusätzlich zur täglichen Nahrung einzunehmen.

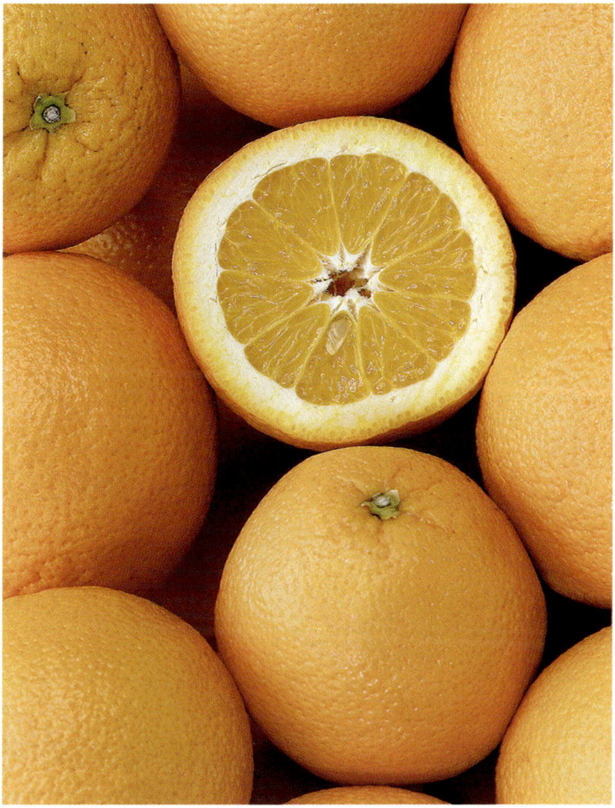

Viel frisches Gemüse und Obst, der regelmäßige Genuss von Fischmahlzeiten sowie gemütliche Spaziergänge regen den Appetit an und zögern Alterserkrankungen hinaus.

Zu den wertvollen Fetten für das Gehirn gehören vor allem die so genannten Omega-3-Fettsäuren. Sie schwächen Entzündungsreaktionen im Körper, tragen zur Senkung des Blutdrucks bei, hemmen die Blutgerinnung und bringen den Fettstoffwechsel ins Gleichgewicht. Enthalten sind diese Fette vor allem in Kaltwasserfischen.

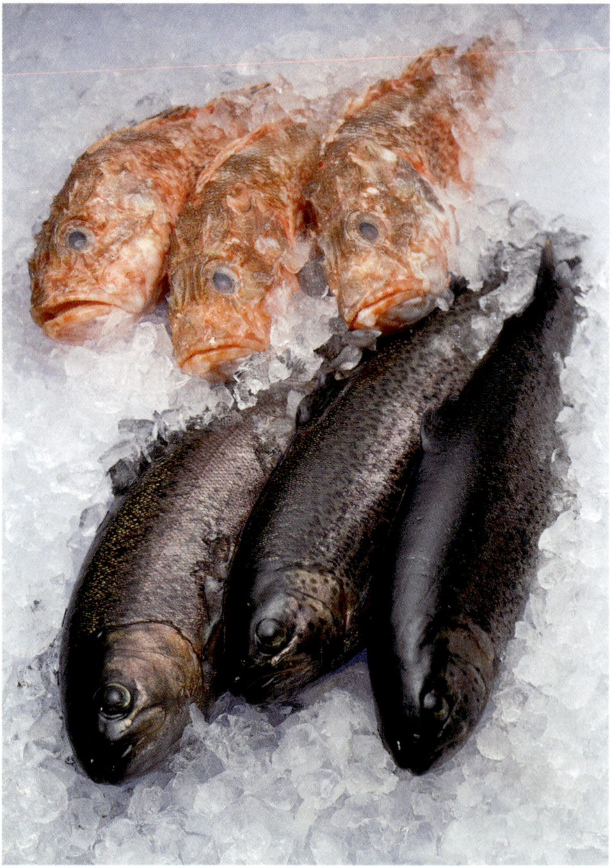

Das Rezept scheint ganz einfach: ein- bis zweimal in der Woche Fisch essen – frisch, als Konserven oder geräucherten Fisch oder auch in Form von Fischölkapseln.

Übergewicht abbauen

Übergewicht fördert Diabetes und Bluthochdruck, also zwei wichtige Risikofaktoren für die Entstehung einer Demenz. Ein Kilogramm Gewichtsabnahme verringert den Druck in den Adern bereits um bis zu drei mmHg.

Wer wissen will, ob er übergewichtig ist, kann seine Waage zu Rate ziehen. Wissen sollte man aber, dass das reine Körpergewicht wenig über das tatsächliche Übergewicht aussagt. Denn entscheidend ist die Menge des Fettgewebes im Körper. Fett aber wiegt weniger als Muskeln zum Beispiel. Und so kann ein gut trainierter Mensch sogar mehr wiegen als jemand, der zwar gleich groß ist, aber viele Fettpolster hat.

Einen ersten genaueren Hinweis gibt der so genannte Body-Mass-Index. Die Formel: Körpergewicht in Kilogramm geteilt durch Körpergröße in Meter im Quadrat. Noch genauer wird es, wenn man die Fettverteilung hinzunimmt. Gezeigt hat sich nämlich, dass der so genannte Apfeltyp mit Fettpolstern vor allem um den Bauch gesundheitlich gefährdeter ist als der Birnentyp mit Fettdepots an Hüfte und Oberschenkeln.

Wer feststellt, dass er übergewichtig ist, sollte abnehmen. Aber nicht durch eine sinnlose Blitzdiät. Die Pfunde, die

Visite-Interview

Geistesnahrung – Essen fürs Gehirn

Expertin: Dr. med. Ann-Kathrin Meyer, Leitende Ärztin der Abteilung für Geriatrie, Asklepios Klinik Wandsbek, Hamburg

Geht man in die Apotheke, quillt das Angebot über – viele Pillen versprechen, dass Gehirn bis ins Alter fit zu halten. Kann man mit diesen Mitteln tatsächlich geistige Fitness erhalten?
Es stimmt. Vermeintliche Schlaumacher aus der Apotheke gibt es viele. Pillen und Pülverchen, vor allem Ginkgo-Extrakte sollen Hirnzellen auf die Sprünge helfen. Vitamintabletten sollen einer Demenz vorbeugen und das Gedächtnis auffrischen. Ich meine wie viele andere Experten, dass eine abwechslungsreiche und gut verdauliche Nervennahrung sinnvoller ist, um den Stoffwechsel im Gehirn anzukurbeln.

Welche Nahrung ist denn gut fürs Gehirn?
Müsli zum Frühstück beispielsweise ist ein idealer Start in den Tag. Vollwertige Getreideanteile und frisches Obst versorgen das Gehirn mit langwirksamem Zucker und liefern damit den richtigen Brennstoff für den Morgen. Nicht weniger wichtig ist die in vielen Obst- und Gemüsesorten enthaltene Folsäure. Die hilft bekanntlich in Kombination mit den Vitaminen B_6 und B_{12} den grauen Zellen, aktiv zu bleiben.

Was empfehlen Sie, um der Vergesslichkeit vorzubeugen?
Wir empfehlen zwei Fischmahlzeiten pro Woche. Fisch, vor allem Heilbutt, Sardine, Hering und Thunfisch, enthält neben tierischem Eiweiß Omega-3-Fettsäuren, die das Gehirn lange gesund halten. Wer keinen Fisch mag, kann diese Fettsäuren auch über Algen, Mangold, Spinat oder geschroteten Leinsamen zu sich nehmen.
Im Unterschied zu den Omega-3-Fettsäuren ist ein Überangebot an mehrfach ungesättigten Omega-6-Fettsäuren schädlich fürs Gehirn. Solche Fettsäuren sind enthalten in Butter, Soja-, Sonnenblumen-, Distel- und Maiskeimöl.

»

Interviewpartnerin: Dr. med. Ann-Kathrin Meyer, Asklepios Klinik Wandsbek, Abteilung für Geriatrie, Alphonsstr. 14, 22043 Hamburg.

Die beste Geistesnahrung ist eine abwechslungsreiche Kost.

Gibt es noch andere Fitmacher fürs Gehirn?
Rotes Muskelfleisch wie Steak oder Schnitzel enthält viel Eisen, das für den Sauerstofftransport ins Gehirn benötigt wird. Für die Funktion des Kurzzeitgedächtnisses benötigt das Gehirn den Botenstoff Cholin. Dieser Nährstoff ist in Nüssen, Soja, Leber und Weizenkeimen enthalten. Auch das vor allem in Leber enthaltene Glutathion schützt vor Gedächtnisstörungen.
Allerdings lagern sich in der Leber und anderen Innereien auch Schadstoffe und Medikamente an, so dass sie nicht zu oft auf den Speiseplan gehören.

Und wie viel muss man trinken, um sein Gehirn fit zu halten?
Eine ausreichende Flüssigkeitszufuhr ist sehr wichtig für die Hirnfunktion. Mindestens eineinhalb Liter pro Tag braucht der Körper. Besonders geeignet sind Wasser, Kräutertees und Fruchtsaftschorlen.

Ob Sie eine ungünstige oder günstige Fettverteilung am Körper aufweisen, können Sie selbst ermitteln.

schnell runter sind, sind auch schnell wieder drauf. Fettarme, ballaststoffreiche Kost und viel Bewegung, das genügt oft, wenn es durchgehalten wird. Dem Körper dürfen weniger Kalorien zugeführt werden, als er verbraucht, bzw. man muss mehr verbrauchen, als man zu sich nimmt. Dann aktiviert der Körper nämlich Fettreserven und baut die Fettdepots ab. Beim Abnehmen muss man immer in längeren Zeiträumen denken. Der Richtwert, um zehn Kilogramm loszuwerden, ist etwa ein Jahr. Es kommt darauf an, nicht kurzfristig viel abzunehmen, sondern dauerhaft seine Ernährung umzustellen.

Body-Mass-Index

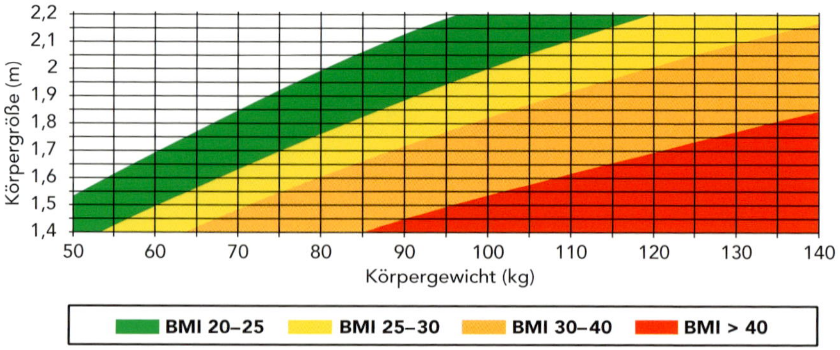

Visite-Info

Vorsicht mit Alkohol

Alkohol sollte man prinzipiell in Maßen, nicht in Massen genießen. Er kann abhängig und dick machen, weil er viele Kalorien hat. Alkohol kann nicht nur die Leber schädigen, sondern auch das Gehirn, denn er erhöht die gefährlichen Triglyzeride (Blutfette) im Blut. Selbst geringe Mengen Alkohol erhöhen den Blutdruck. Das ist für den gesunden Normalbürger nicht bedenklich, für den Hochdruckpatienten aber sogar gefährlich. Ein oder zwei Glas Rotwein am Tag – dagegen ist bei einem Gesunden nichts zu sagen, das kann Herz und Kreislauf sogar gut tun. Wie immer ist auch beim Alkohol die „Dosis" entscheidend. Bedenklich sind bei Männern täglich mehr als ein halber Liter Wein oder zwei „halbe Bier". Bei Frauen sind die Grenzen noch enger gesteckt.

Sport treiben

Dass Sport gut für die Gesundheit ist, und das in vieler Hinsicht, ist längst keine Neuigkeit mehr. Es gilt heute als gesichert, dass körperliche Bewegung nicht nur für das psychische Wohlbefinden gut ist, sondern auch das Leben verlängern kann. Denn Sport hat ganz viele positive Effekte: Er senkt den Blutdruck, reduziert das Gewicht, senkt den Blutzucker und die Blutfette. Bereits mit einem 30- bis 45-minütigen Spaziergang am Tag kann man diese Effekte erzielen. Wer an den meisten Tagen der Woche mindestens 30 Minuten trainiert, kann seinen Blutdruck um

Faustregel für die sportliche Belastung: Egal wie und wie lange Sie sich betätigen, Sie sollten sich beim Training immer noch locker unterhalten können.

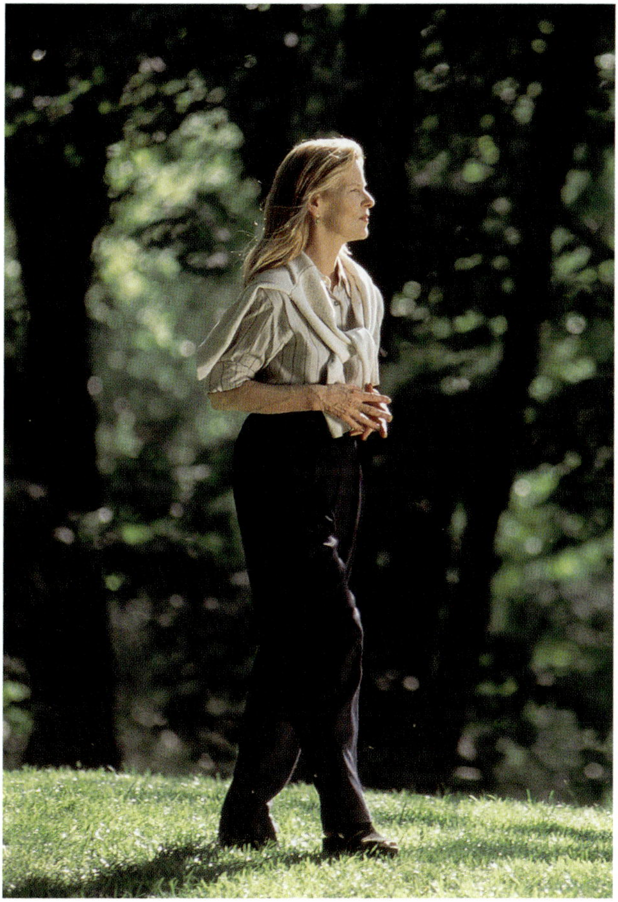

Wer regelmäßig Sport treibt, trainiert sein Gedächtnis.

4 bis 9 mmHg senken. All die günstigen Effekte, die Sport auf das Herz-Kreislauf-System hat, wirken sich ebenso günstig aufs Gehirn, vor allem auf das Gefäßsystem im Gehirn aus.

Positive Effekte haben Sport und Bewegung nur bei regelmäßigem körperlichen Training: drei- bis fünfmal in der Woche etwa 30 bis 40 Minuten. Bei dieser Anstrengung passt sich der Organismus gut an. Das Herz schlägt langsamer, die Frequenz in Ruhe kann unter 50 Schläge pro Minute absinken. Das Herz vergrößert sich, wird muskelstärker und kann dadurch effektiver pumpen und eine höhere Leistung erbringen.

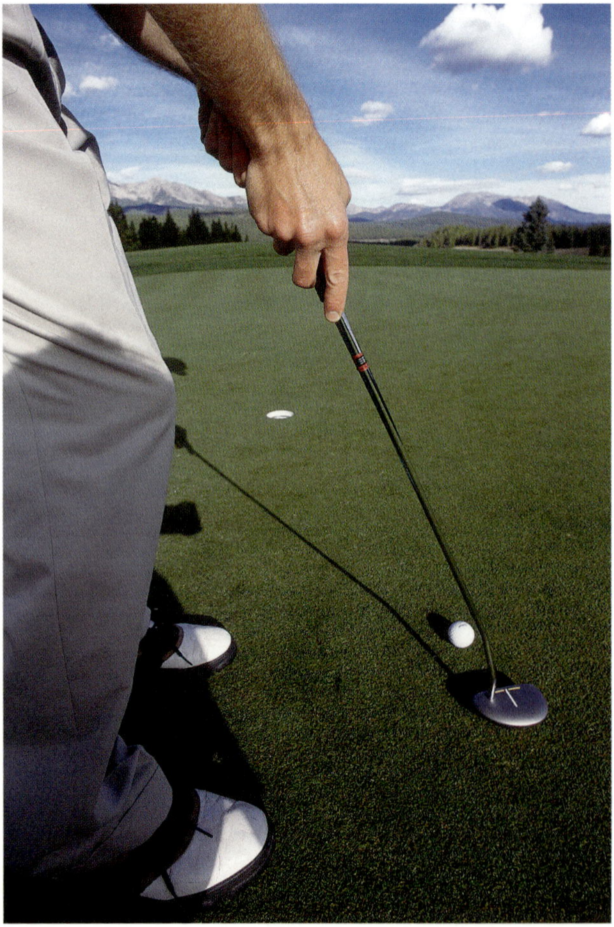

Wenn man kontinuierlich und intensiv Sport treibt, sollte man den Arzt beim Check-up darüber informieren. Sonst leiten die Untersuchungsergebnisse den Arzt eventuell in die Irre. Wer neu oder nach längerer Pause wieder anfangen will, sich sportlich zu betätigen, sollte sich vorher vom Arzt gründlich untersuchen lassen. Denn so können bisher eventuell unerkannte Er-

Visite-Info

Welcher Sport ist gut für Herz und Hirn?

- Schwimmen
- Radfahren
- Gymnastik
- Sinnvolles Krafttraining, zum Beispiel mit Hanteln
- Joggen (täglich zwei bis vier Kilometer)
- Skilanglauf
- Kegeln
- Golf
- Reiten
- Tanzen

Visite-Interview

Tanzsport – Gedächtnistraining auf dem Parkett

Experte: Carsten Brandenberg, Psychometriker, Memory-Clinic, Tagesklinik Elisabeth-Krankenhaus, Essen

Sie empfehlen Senioren, häufig tanzen zu gehen ...
Tanzen hält den Körper und auch den Geist in Schwung. Die mehr oder weniger komplizierten Schrittfolgen fordern Gehirn und Muskeln gleichermaßen. Je abwechslungsreicher das Training und je früher man damit anfängt, desto besser ist es für das Gedächtnis. Die Koordinationsfähigkeit wird geschult, der Kreislauf angeregt und das Gehirn besser mit Sauerstoff versorgt. Anders als monotones Fitness- oder Konditionstraining aktiviert Tanzen beide Gehirnhälften.

Tanzen kann also Ihrer Meinung nach auch die Gedächtnisleistung erhöhen?
Dass regelmäßiges Training der Gehirnzellen der beste Schutz vor Gedächtnisstörungen und Demenz ist, gilt als gesichert. Nach einer aktuellen US-Studie hatten diejenigen Senioren, die einmal pro Woche musizierten, tanzten, Denksportaufgaben lösten, ein um sieben Prozent geringeres Demenzrisiko. Elf aktive Tage pro Monat senkten das Risiko sogar um 63 Prozent.

Interviewpartner: Carsten Brandenberg, Memory-Clinic, Elisabeth-Krankenhaus, Germaniastr. 3, 45356 Essen.

Informationen auch über den Bundesverband Seniorentanz e. V., Geschäftsstelle, Insterburgerstraße 25, 28207 Bremen.

krankungen aufgedeckt werden, bei denen eine Gefährdung durch Sport bestehen könnte. Zum anderen kann der Arzt die maximale Trainingsfrequenz ermitteln. Die sollte man kennen, um sich weder zu unter- noch zu überfordern. Denn auf die richtige, den individuellen Bedingungen angepasste Sportintensität kommt es an. Ein Anfänger zum Beispiel sollte etwa mit 65 Prozent seiner maximalen Herzfrequenz trainieren – noch weniger bei bestehenden Gesundheitsproblemen. Wenn der Körper sich an die neuen Bedingungen gewöhnt hat, sollte mit 80 Prozent der maximalen Herzfrequenz trainiert werden. Man kann den Trainingspuls zwar auch selbst ermitteln, die Messung beim Arzt ist aber immer genauer.

Das Prinzip ist einleuchtend: Mehr Blut, mehr Sauerstoff, mehr Nährstoff für die Hirnzellen bringt auch mehr Aktivität im Gehirn.

Visite-Forschung

Regelmäßiger Sport schützt Hirn vor Demenz
Sportlich aktive Menschen erkranken einer schwedischen Studie zufolge seltener an Demenzen. Wer im mittleren Alter mindestens zweimal wöchentlich aktiv ist, hat zum Beispiel ein um 60 Prozent verringertes Risiko, an Alzheimer zu erkranken. Bei genetisch vorbelasteten Menschen soll Sport nach Angaben der Forscher sogar noch ausgeprägter gegen den Ausbruch der Krankheit wirken. An der Studie haben 1449 Menschen zwischen 65 und 79 Jahren teilgenommen, die vor 18 bis 23 Jahren nach ihrem Freizeitverhalten und Gesundheitsstatus befragt worden waren. 117 von ihnen litten mittlerweile an Demenz, 76 davon hatten Alzheimer. Dabei waren Menschen, die sich in den Befragungsjahren als sportlich aktiv beschrieben hatten, deutlich seltener betroffen – unabhängig von anderen Faktoren wie Geschlecht, Alkohol- und Zigarettenkonsum oder Bildungsniveau.
Die Forscher geben verschiedene Erklärungsmöglichkeiten. So sei regelmäßige Bewegung gut für das Herz- und Kreislaufsystem und wirke gegen Faktoren wie Übergewicht und Diabetes, die nachweislich den Ausbruch von Demenzen beeinflussen würden. Denkbar sei aber auch, dass Sport unmittelbare Wirkungen auf das Gehirn habe. Außerdem ist sportliche Aktivität oft Ausdruck einer generell gesundheitsorientierten Lebenseinstellung, die Risikofaktoren für eine Demenz reduziert.

Anregungen für Körper und Geist erhalten Sie beim Bundesverband Gedächtnistraining e. V., Fiedensweg 3, 57462 Olpe-Dahl.

Gedächtnis trainieren

Gedächtnisprobleme können im Alter bei jedem auftreten. Schnelligkeit und Reaktionsvermögen im Denken lassen mit zunehmendem Alter meist nach. Das ältere Gedächtnis verarbeitet neue Informationen eher oberflächlich, die Übermittlung von Daten aus dem Kurzzeit- in das Langzeitgedächtnis dauert länger. Einfach als natürliche Alterserscheinung hinnehmen aber sollte man das nicht. Besser ist es vorzubeugen.

Es gibt viele Möglichkeiten, die Hirnleistung zu trainieren, denn unser Gehirn ist bis ins hohe Alter aktiv und lernfähig. Mit nur zehn Minuten täglichem Training kann die Konzentrationsfähigkeit deutlich verbessert und dem Gedächtnisverlust vorgebeugt werden. Das bloße Abfragen wie bei Kreuzworträtseln ist allerdings nutzlos. Stattdessen sollten Geselligkeit, körperliche und geistige Aktivität zusammenkommen, um messbare Erfolge zu er-

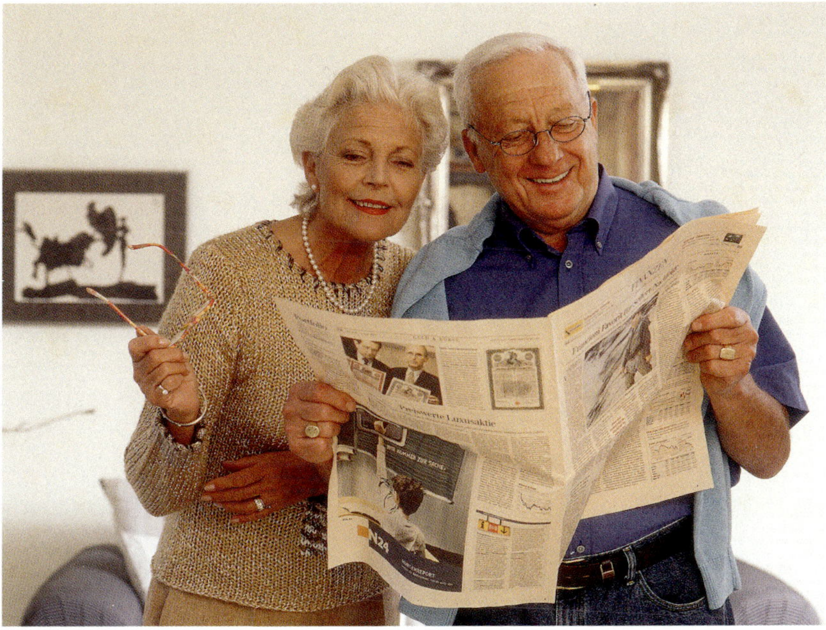

Zum Thema Gehirnjogging oder Gedächtnistraining finden Sie auf dem Buchmarkt und auch im Internet viele Angebote.

zielen. Das Gehirn sollte mit Fantasie, Kreativität und Humor herausgefordert werden. Manchmal reicht es schon, Dinge zu intensivieren, die einem Spaß machen. Wer immer gerne gelesen hat, sollte weiter lesen. Der Theaterfreund sollte weiter ins Theater gehen. Spaziergänge an der frischen Luft, neue Hobbys oder anregende Gespräche sind wirksamer als träge vor dem Fernseher zu sitzen. Die grauen Zellen werden auch mit einfachen Denkaufgaben, Wortspielen und Gedächtnisspielen auf Trab gehalten.

Wissenschaftliche Untersuchungen belegen, dass geistig und körperlich rege Menschen seltener an Alzheimer-Demenz erkranken. Entsprechende Aktivitäten beeinflussen nicht nur die bereits erwähnten Risikofaktoren, vermutlich erhalten sie auch Struktur und Funktion des Gehirns. Man sollte daher im Alltag möglichst viele Gelegenheiten zu Bewegung und geistiger Herausforderung nutzen: Treppen steigen statt Fahrstühle benutzen, zu Fuß gehen oder Fahrrad fahren, wenn die Wegstrecke nicht ein Kraftfahrzeug erfordert. Auch Garten- und Hausarbeit können die Beweglichkeit fördern. Die Lektüre anspruchsvollerer Texte, Diskussionen mit anderen Menschen, das Lösen von kniffeligen Rätseln oder Spiele wie Memory oder Scrabble trainieren das Gehirn und machen vor allem Spaß.

Geistig und körperlich aktive Menschen erkranken seltener an Alzheimer.

9.3 Impfung gegen Alzheimer?

Noch gibt es keinen Impfstoff gegen Alzheimer.

Nach wie vor hoffen viele Menschen auf eine Vorbeugung – die Impfung gegen Alzheimer.

Auf der Suche nach einem möglichen Impfstoff haben Forscher bislang herausgefunden, dass eine Impfung bei bereits erkrankten Personen wirkungslos ist – die für Alzheimer ursächlichen Ablagerungen im Gehirn, die Plaques, können nicht durch Medikamente beseitigt werden. Daher sucht man nun nach einer präventiven, also vorbeugenden Impfung. Sie soll das Entstehen der Erkrankung verhindern. Aber das ist noch ein weiter Weg.

Sollte die Entwicklung eines geeigneten Impfstoffes gelingen, muss dieser – bevor er zugelassen wird – im Labor und in klinischen Studien intensiv und gründlich getestet werden. Die Sicherheit der Studienteilnehmer ist dabei oberstes Gebot.

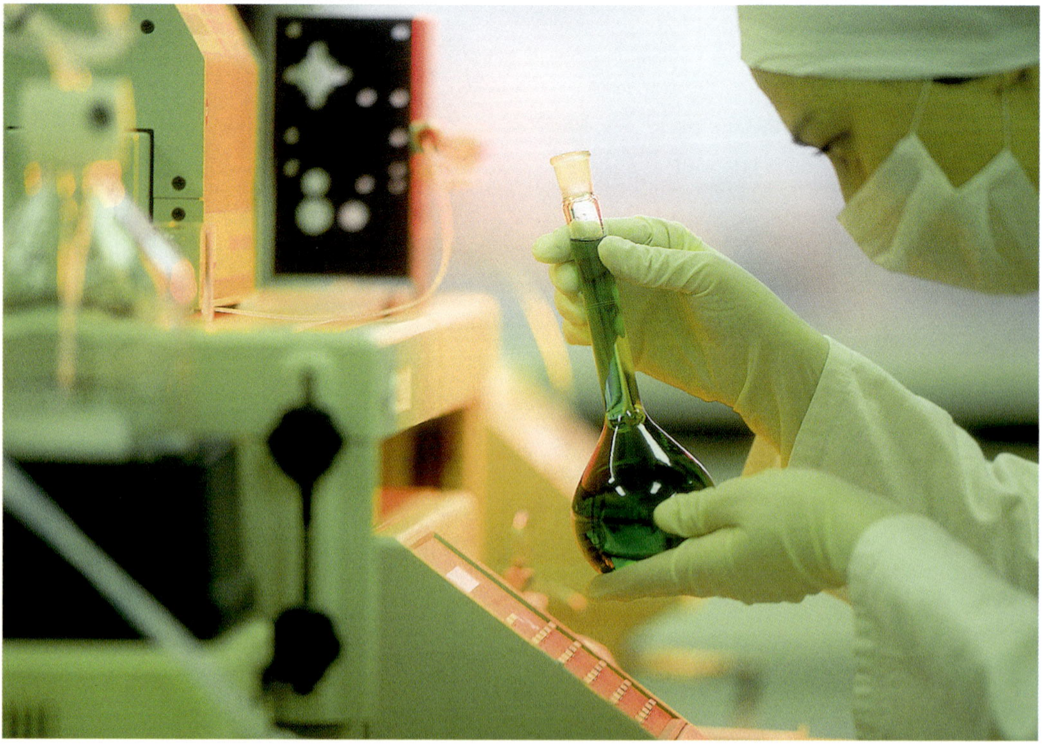

Visite-Interview

Impfung gegen Alzheimer

Experte: Prof. Dr. Cornelius Weiller, Ärztlicher Direktor der Neurologischen Klinik, Abteilung für Neurophysiologie, Universitätsklinikum Freiburg

Viele Menschen hegen die Hoffung, dass es eines Tages eine Impfung für alle geben wird, die eine Alzheimerkrankheit verhindert. Vor Jahren schien die Wissenschaft diesem Ziel schon einmal nahe zu sein ...
Derzeit lässt sich leider noch nicht absehen, wann es zum Durchbruch in der medikamentösen Behandlung der Alzheimer-Erkrankung kommt. Weltweit wird nach Medikamenten gesucht, die eine Ablagerung der Abbauprodukte Beta-Amyloid und Tau-Protein im Gehirn, also die Bildung der „Alzheimer-Plaques" verhindern können.
Und auch nach einer Alzheimer-Impfung suchen Forscher-Teams immer noch. Geimpft wurden bereits vor sieben Jahren so genannte Alzheimer-Mäuse, die gentechnisch so verändert wurden, dass sie menschliche Alzheimer-Plaques im Gehirn bilden. Der verabreichte Impfstoff verhinderte die Plaque-Bildung und beseitigte sogar bereits vorhandene Plaques. Bei älteren Tieren wurde eine Verminderung bereits vorhandener krankhafter Prozesse erzielt und eine Verzögerung des Krankheitsfortschrittes.

Getestet wurde der Impfstoff auch am Menschen. Was kam dabei heraus?
Die Firma testete Impfstoff – AN-1792 – auch an 80 Testpersonen erfolgreich auf Verträglichkeit. Daraufhin starteten 2001 Versuche an Alzheimer-Patienten in den USA und Europa. Leider kam es aber zu einem traurigen Zwischenfall. Von den 360 behandelten Patienten bekamen 15 schwere Hirnentzündungen und die Versuche mussten daraufhin abgebrochen werden.

»

Interviewpartner: Prof. Dr. Cornelius Weiller, Neurologische Universitätsklinik und Poliklinik, Albert-Ludwigs-Universität Freiburg, Breisacherstraße 64, 79106 Freiburg.

Erste Forschungsergebnisse über eine Alzheimer-Impfung an Mäusen liegen bereits vor.

«

Wie geht es nun weiter?

Forscher suchen weiter nach einem geeigneten Impfstoff und so gibt es aus Tierversuchen auch schon wieder neue Erkenntnisse. Neue Daten zeigen, dass es bei Erkrankten zu spät für eine Impfung ist. Haben sich erst einmal zerstörerische Ablagerungen im Gehirn gebildet, lassen sie sich weder durch Arzneien noch durch eine Vakzine entfernen. Wird aber vor Beginn der Erkrankung geimpft, kann man schädliche Amyloid-Plaques vermeiden – zumindest bei Mäusen, haben US-Forscher jetzt herausgefunden.

Man sollte der Alzheimer-Impfung also eine neue Chance, meinen Experten, geben und eine klinische Langzeitstudie mit gesunden und nicht mit bereits erkrankten Personen machen. Dazu allerdings muss der Impfstoff absolut sicher sein und darf nicht, wie in der ersten Impfstudie, bei einigen Geimpften eine Hirnentzündung verursachen.

10 Adressen

Deutsche Alzheimer Gesellschaft
Tel. (0 30) 25 93 79 5-0
Alzheimer-Telefon: (0 18 03) 17 10 17
(9 Cent/Min.)
Friedrichstraße 236
10969 Berlin
www.deutsche-alzheimer.de

Alzheimer Angehörigen-Initiative e. V.
Tel. (0 30) 47 37 89 95
Fax (0 30) 47 37 89 97
Reinickendorfer Straße 61
13347 Berlin
www.AlzheimerForum.de/aai

Alzheimer-Hilfe
Eine Initiative von Eisai und Pfizer
Infotelefon (01 80) 3 36 66 33
(9 Cent/Min.)
Postfach 7 08 33
60599 Frankfurt

Deutsche Parkinson Vereinigung e. V.
Tel. (0 21 31) 4 10 16 und 4 10 17
Fax (0 21 31) 4 54 45
Moselstraße 31
41464 Neuss
www.parkinson-vereinigung.de

Deutsche Senioren-Liga e. V.
Tel. (02 28) 36 79 30
Fax (02 28) 3 67 93 90
Gotenstraße 164
53175 Bonn

Deutsches Grünes Kreuz, Sektion „Altern in Würde“
Tel. (0 64 21) 29 30
Fax (0 64 21) 2 29 10
Im Klilian
Schuhmarkt 4
35037 Marburg

NDR-Fernsehen
Redaktion Medizin/Visite
Hugh-Greene-Weg 1
22529 Hamburg
Tel. (040) 41 56-0
Fax (040) 41 56 74 59
www.ndr.de/visite

11 Autoreninfo

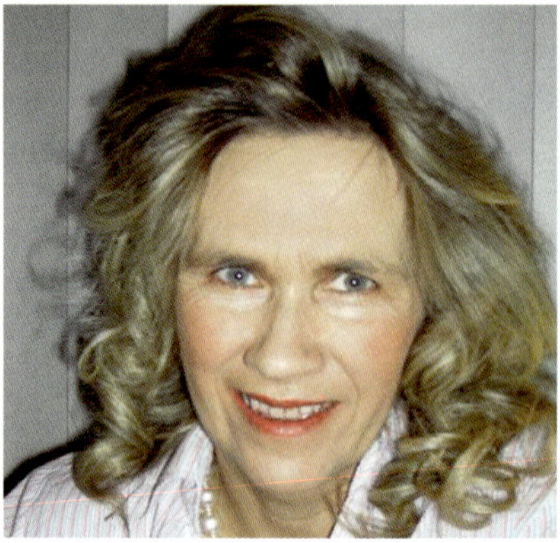

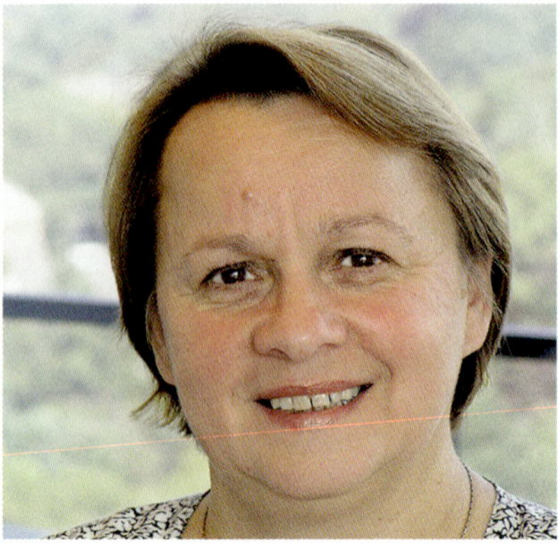

Cornelia Fischer-Börold volontierte nach dem Abitur im Wissenschaftsverlag Volk und Gesundheit und studierte dann an der Humboldt-Universität Berlin Psychologie, Germanistik und Kulturwissenschaften. Sie arbeitet als Medizin- und Wissenschaftsjournalistin im In- und Ausland und ist langjährige Autorin der Fernsehsendung Visite.
In ihren Texten und Filmen berichtet sie über neue und aktuelle Ansätze in Medizin und Wissenschaft sowie über modernste Diagnose- und Therapieverfahren. Ihr besonderes Interesse gilt jenen Menschen, die gemeinsam mit Ärzten den Kampf gegen oft schwere Krankheiten aufnehmen.

Siglind Zettl absolvierte nach dem Abitur ein Volontariat in einer Wissenschaftsredaktion beim Deutschen Fernsehfunk in Berlin. Anschließend studierte sie Journalistik an der Universität Leipzig. Die Diplomjournalistin arbeitete viele Jahre als Autorin von medizinischen Fernsehbeiträgen, als Redakteurin und Leiterin der Sendereihe Visite in Rostock.

1999 wechselte sie nach Hamburg.

Die Medizinjournalistin leitet die Redaktion Medizin beim NDR-Fernsehen und ist verantwortlich für das wöchentliche Gesundheitsmagazin Visite.

Register